Trasforma Te Stesso con la Dieta Chetogenica: Il Tuo Passaporto per una Salute Ottimale

Intraprendi un viaggio verso il peso forma ideale, risveglia il metabolismo e conquista benessere e energia con un piano alimentare pensato per te

Di Isabella Moro

Sommario

Sommario

Capitolo 1:

Introduzione alla dieta Chetogenica

1.1 Storia e origini della dieta chetogenica

La dieta chetogenica, oggi conosciuta come uno dei regimi alimentari più popolari per la perdita di peso e il benessere generale, ha radici che risalgono a tempi molto più antichi di quanto la maggior parte delle persone possa immaginare.

Gli antichi greci avevano già osservato che il digiuno prolungato poteva ridurre la frequenza e la gravità delle crisi epilettiche. Era Hippocrates, infatti, a raccomandare il digiuno come metodo per trattare la malattia. Il digiuno, ovviamente, non è sostenibile a lungo termine. Ma è interessante notare che quando una persona digiuna, il suo corpo inizia a produrre corpi chetonici, che sono una fonte alternativa di energia al glucosio.

Nel 1920, un medico di nome Dr. Wilder alla Mayo Clinic propose di replicare gli effetti benefici del digiuno con una dieta che promuovesse la produzione di chetoni nel corpo. Questa dieta, chiamata "dieta chetogenica", aveva lo scopo di simulare lo stato di digiuno riducendo drammaticamente l'assunzione di carboidrati e aumentando l'assunzione di grassi. Fu originariamente sviluppata come trattamento per i pazienti epilettici, in particolare per quelli che non rispondevano ai trattamenti farmacologici.

Nel corso degli anni '20 e '30, la dieta chetogenica divenne una terapia standard per l'epilessia, con vari gradi di successo. Ma con l'introduzione di nuovi farmaci antiepilettici negli anni '40, l'interesse per la dieta chetogenica diminuì, poiché questi farmaci erano più facili da somministrare e spesso più efficaci.

Tuttavia, la dieta chetogenica non sparì completamente. Nel 1990, un medico di nome Dr. Robert Atkins presentò una versione modificata della dieta chetogenica nel suo libro "Dr. Atkins' Diet Revolution". Sebbene questa dieta fosse principalmente destinata alla perdita di peso, condivideva molte delle stesse principali caratteristiche della dieta chetogenica classica, come l'alto contenuto di grassi e la restrizione dei carboidrati.

Negli ultimi decenni, con l'aumento delle malattie legate al metabolismo, come il diabete di tipo 2 e l'obesità, l'interesse per la dieta chetogenica è rifiorito. Numerosi studi hanno dimostrato che può offrire benefici non solo per la perdita di peso, ma anche per una serie di condizioni metaboliche e neurologiche.

Da una semplice osservazione dei greci antichi, la dieta chetogenica ha subito numerose evoluzioni e modifiche, adattandosi alle necessità e alle scoperte della medicina moderna. E mentre la scienza continua a progredire, è importante guardare alle origini per comprendere pienamente il potenziale di questa dieta.

Con questo background storico, possiamo ora esplorare come funziona esattamente questa dieta e cosa significa essere in chetosi, argomento che tratteremo nel prossimo punto.

1.2 Principi di base: cosa significa essere in chetosi

Dopo aver compreso le radici storiche della dieta chetogenica, è essenziale comprendere il cuore del suo funzionamento: la Chetosi. Questo stato metabolico, al centro della dieta chetogenica, è ciò che la distingue da molte altre diete. Ma cosa significa esattamente essere in chetosi?

La Chetosi è uno stato metabolico in cui il corpo utilizza principalmente i grassi come fonte di energia anziché i carboidrati. In condizioni normali, il nostro corpo utilizza il glucosio, derivato dai carboidrati che consumiamo, come principale fonte di energia. Tuttavia, quando l'assunzione di carboidrati viene drasticamente ridotta, come nella dieta chetogenica, il corpo deve cercare un'altra fonte energetica.

Ecco dove entrano in gioco i grassi. Il fegato inizia a convertire i grassi in molecole chiamate corpi chetonici, che possono essere utilizzate come energia dal corpo, incluso il cervello. Questo processo è conosciuto come chetogenesi.

Essere in chetosi ha vari benefici. Poiché il corpo utilizza principalmente i grassi come energia, può aiutare nella perdita di peso, specialmente se consideriamo che i grassi sono una fonte di energia più densa rispetto ai carboidrati. Inoltre, molti sostengono di sperimentare livelli di energia più stabili durante la Chetosi, poiché la produzione di energia diventa meno dipendente dall'assunzione frequente di cibo, riducendo le fluttuazioni di zucchero nel sangue.

Ma come si entra in chetosi? Il passaggio dalla glicolisi, in cui il corpo utilizza il glucosio come energia, alla Chetosi, non avviene dall'oggi al domani. Richiede una drastica riduzione dell'assunzione di carboidrati, solitamente meno di 50 grammi al giorno, e un aumento dell'assunzione di grassi. Una volta che il corpo esaurisce le scorte di glucosio, inizia il processo di chetogenesi. C'è da sottolineare che la Chetosi è un processo naturale e il nostro corpo è perfettamente attrezzato per gestirlo. Infatti, la Chetosi ha rappresentato una strategia di sopravvivenza durante i periodi di scarsità di cibo nella nostra evoluzione.

Tuttavia, come ogni cambiamento drastico nel regime alimentare, ci sono alcune considerazioni da tenere presente. Non tutte le persone entrano in chetosi allo stesso ritmo, e alcune possono sperimentare sintomi temporanei noti come "keto flu" (influenza cheto) durante la transizione. Questi sintomi possono includere affaticamento, mal di testa e irritabilità, ma tendono a scomparire dopo alcuni giorni.

È anche fondamentale monitorare e adattare l'assunzione di macronutrienti, argomento che esploreremo nel prossimo punto, per garantire che il corpo riceva tutti i nutrienti necessari per funzionare in modo ottimale e mantenere l'equilibrio interno.

In conclusione, la Chetosi rappresenta la pietra angolare della dieta chetogenica, consentendo al corpo di bruciare i grassi in modo più efficiente e di godere dei vari benefici associati. Comprendere a fondo la Chetosi è fondamentale per chiunque desideri intraprendere questo percorso alimentare e sfruttarne al meglio le potenzialità.

1.3 I macronutrienti chiave: grassi, proteine e carboidrati

Avendo appreso la potenza della Chetosi e il meccanismo che sta dietro la trasformazione del nostro corpo in una macchina brucia-grassi, è fondamentale comprendere i principali protagonisti di questo processo: i macronutrienti. Essi sono gli elementi essenziali che compongono la nostra dieta e che forniscono l'energia necessaria per le nostre funzioni vitali.

Grassi: Nella dieta chetogenica, i grassi rappresentano il macronutriente dominante, costituendo circa il 70-80% delle calorie giornaliere. Ma non si tratta di consumare qualsiasi tipo di grasso. Gli acidi grassi a catena media, come quelli presenti nell'olio di cocco, sono particolarmente benefici in una dieta chetogenica perché vengono metabolizzati rapidamente, producendo energia. Altri grassi salutari includono quelli presenti in alimenti come avocado, frutta a guscio, semi e olio d'oliva. Questi grassi non solo alimentano il corpo, ma svolgono anche un ruolo fondamentale nella salute delle cellule, nella protezione degli organi e nella produzione di ormoni.

Proteine: Le proteine sono essenziali per la riparazione e la costruzione dei tessuti. Nella dieta chetogenica, costituiscono circa il 15-25% delle calorie giornaliere. La chiave è consumare proteine di alta qualità provenienti da fonti come carne magra, pesce, uova e alcuni latticini. E' importante monitorare l'assunzione di proteine perché un eccesso può portare il corpo a convertire le proteine in glucosio, potenzialmente interrompendo lo stato di chetosi.

Carboidrati: Mentre nella dieta tradizionale i carboidrati sono spesso il macronutriente principale, nella dieta chetogenica vengono limitati, rappresentando solo il 5-10% delle calorie giornaliere. Questo non significa che vengano eliminati del tutto. Si dà la preferenza ai carboidrati complessi e ricchi di fibre presenti in verdure a foglia verde, noci e semi. Questi alimenti offrono non solo l'energia ma anche vitamine, minerali e altri nutrienti essenziali. Evitando carboidrati semplici e zuccheri raffinati, si mantiene stabile il livello di zucchero nel sangue, sostenendo la Chetosi.

La combinazione ottimale di questi macronutrienti può variare da individuo a individuo, in base alle esigenze metaboliche, al livello di attività fisica e ad altri fattori. Monitorare e bilanciare l'assunzione di macronutrienti è fondamentale per mantenere lo stato di chetosi e massimizzare i benefici della dieta.

Con questo approfondimento sui macronutrienti, si delinea il quadro di come il nostro corpo riceve e utilizza l'energia. Essere consapevoli della funzione e dell'importanza di ciascun macronutriente può aiutare a fare scelte alimentari più informate e a personalizzare la dieta chetogenica in base alle proprie esigenze.

Mentre continuiamo a esplorare la dieta chetogenica, nel prossimo punto ci immergeremo nella storia recente e scopriremo perché, in un mondo saturo di diete e tendenze alimentari, la chetogenica ha guadagnato una tale popolarità e risonanza. La sua ascesa non è casuale e, come vedremo, ci sono ragioni concrete dietro al suo successo crescente.

1.4 Perché la dieta chetogenica è diventata popolare?

Mentre immergiamo le mani nell'argilla della storia alimentare moderna, ci imbattiamo in una serie di tendenze dietetiche che hanno fatto la loro apparizione, promettendo risultati rivoluzionari. Ma tra tutte, la dieta chetogenica ha una peculiarità che le ha permesso di emergere e di consolidarsi come una delle più influenti. Ma cosa ha scatenato questa popolarità?

La Scienza dietro la Dieta: A differenza di molte altre tendenze dietetiche, la dieta chetogenica non è basata su semplici affermazioni o promesse infondate. Ci sono numerosi studi scientifici che supportano i benefici della dieta, dalle sue proprietà anticonvulsivanti, come menzionato in precedenza, ai suoi effetti sulla perdita di peso, controllo glicemico e salute cerebrale. Quando la scienza inizia a parlare, il mondo inizia ad ascoltare.

Testimonianze e Risultati Visibili: Con l'avvento dei social media, molte persone hanno condiviso le loro storie di trasformazione, mostrando non solo la perdita di peso, ma anche miglioramenti in vari problemi di salute. Queste testimonianze autentiche hanno avuto un impatto profondo, motivando altri a intraprendere il viaggio keto.

Semplicità e Soddisfazione: La dieta chetogenica, sebbene richieda una riduzione drastica dei carboidrati, non impone una restrizione calorica severa. Le persone possono mangiare fino a sazietà, godendo di pasti ricchi e soddisfacenti, il che la rende sostenibile a lungo termine per molti.

Supporto della Comunità: In tutto il mondo, sono nate comunità online e offline di appassionati keto. Queste comunità forniscono supporto, scambio di ricette e consigli, rendendo l'esperienza chetogenica meno isolata e più condivisa.

Approccio Personalizzato: La dieta chetogenica offre un certo grado di flessibilità, permettendo alle persone di adattarla alle proprie esigenze individuali. Ciò ha favorito la sua adozione da parte di un'ampia gamma di individui con diverse esigenze metaboliche e obiettivi di salute.

Tuttavia, come accade per ogni cosa che guadagna popolarità, la dieta chetogenica non è esente da critiche e misconcezioni. La sua ascesa ha portato con sé una serie di miti e idee sbagliate, alcune delle quali potrebbero scoraggiare le persone o portarle a seguire la dieta in modo improprio.

Mentre continuiamo il nostro viaggio, il prossimo punto sarà dedicato a sfatare questi miti. Esploreremo le verità e le misconcezioni comuni sulla dieta chetogenica, fornendo una visione chiara e basata su dati concreti. La conoscenza è potere, e comprenderemo meglio come separare i fatti dalla finzione nel mondo della dieta chetogenica.

1.5 Sfatare i miti: verità e misconcezioni comuni

La fama della dieta chetogenica, mentre ha acceso l'interesse di molti, ha anche dato origine a una miriade di miti e misconcezioni. Questi miti, se non corretti, possono portare a confusione o addirittura scoraggiare le persone dall'esplorare i benefici potenziali di questa dieta. In questo capitolo, affronteremo alcune delle idee errate più comuni e riveleremo la verità dietro di loro.

Mito 1: La dieta chetogenica è solo una "moda" dietetica.
Verità: Sebbene sia diventata popolare negli ultimi anni, la dieta chetogenica ha origini che risalgono al 1920, quando veniva utilizzata come trattamento per l'epilessia. La sua efficacia in vari ambiti della salute la rende molto più di una semplice "moda".

Mito 2: Mangiare grassi ti renderà grasso.
Verità: I grassi sono più densi dal punto di vista calorico rispetto a proteine e carboidrati. Tuttavia, in uno stato di chetosi, il corpo utilizza i grassi come principale fonte di energia, bruciando effettivamente il grasso corporeo in eccesso.

Mito 3: La dieta chetogenica è dannosa per il cuore.

Verità: Quando seguita correttamente e concentrata su grassi salutari come avocado, olio d'oliva e noci, la dieta chetogenica può effettivamente avere benefici cardiovascolari, come la riduzione dei trigliceridi e l'aumento del colesterolo HDL (buono).

Mito 4: Non puoi fare attività fisica intensa con la dieta chetogenica.

Verità: C'è un periodo di adattamento in cui l'energia può calare, ma una volta che il corpo si è adattato a bruciare i grassi come principale fonte di carburante, molti atleti riferiscono un'energia costante e persino miglioramenti nelle prestazioni.

Mito 5: La dieta chetogenica è la stessa cosa della dieta Atkins.

Verità: Sebbene entrambe le diete riducano l'assunzione di carboidrati, la dieta Atkins non enfatizza l'alta assunzione di grassi salutari nella stessa misura della chetogenica e può includere più proteine.

Riconoscere e sfatare questi miti è fondamentale per avere una comprensione chiara e non distorta della dieta chetogenica. Una visione informata ci permette di prendere decisioni consapevoli per il nostro benessere e la nostra salute.

Con una comprensione più solida della verità dietro la dieta chetogenica, possiamo ora passare a esplorare uno dei benefici più celebrati e discussi: la perdita di peso. Nel prossimo capitolo, esamineremo come la dieta chetogenica influisce sulla perdita di peso e sulla composizione corporea, svelando il potenziale di questo approccio alimentare per trasformare il nostro corpo e la nostra salute.

Capitolo 2:

Benefici della Dieta

Chetogenica

2.1 Perdita di peso e composizione corporea

La perdita di peso, uno degli obiettivi più ambizionati da molti che intraprendono un nuovo regime alimentare, si colloca in cima alla lista dei benefici associati alla dieta chetogenica. Ma come funziona esattamente questo processo con un approccio dietetico alto in grassi e basso in carboidrati? E come influisce sulla composizione corporea?

La Chetosi e la Bruciatura dei Grassi: Quando il corpo riduce drasticamente l'assunzione di carboidrati, entra in uno stato chiamato chetosi. In assenza di zuccheri da carboidrati da utilizzare come fonte di energia, il corpo si rivolge ai grassi, smembrandoli in molecole chiamate corpi chetonici. Questi corpi chetonici alimentano il cervello e gli altri organi vitali. Quindi, in uno stato di chetosi, si bruciano effettivamente più grassi per energia, facilitando la perdita di peso.

Appetito Ridotto: La dieta chetogenica ha mostrato di ridurre l'appetito. Con una maggiore assunzione di proteine e grassi, si sperimenta una maggiore sazietà, che può ridurre le calorie totali consumate durante il giorno.

Preservazione della Massa Muscolare: Anche se la perdita di peso è un obiettivo, è essenziale che quella perdita provenga principalmente dal grasso e non dalla massa muscolare. La dieta chetogenica, quando accompagnata da un adeguato apporto proteico e da esercizio fisico, può aiutare a preservare o addirittura costruire muscoli mentre si perde grasso.

Effetto Termogenico degli Alimenti: Tutti gli alimenti richiedono energia per essere metabolizzati. Le proteine, in particolare, richiedono più energia per la digestione rispetto ai grassi o ai carboidrati. Con un'adeguata assunzione di proteine, la dieta chetogenica può leggermente aumentare il metabolismo, contribuendo alla perdita di peso.

Migliorata Mobilizzazione del Grasso Corporeo: La dieta chetogenica può aumentare la capacità del corpo di accedere e utilizzare il grasso corporeo come fonte di energia, in particolare nei siti di deposito di grasso ostinato, come l'addome.

Tuttavia, è fondamentale ricordare che la dieta chetogenica, come qualsiasi altro regime dietetico, non è una soluzione "taglia unica". Ciò che funziona per una persona potrebbe non funzionare per un'altra. Monitorare, regolare e personalizzare l'approccio in base alle proprie esigenze e reazioni è cruciale per ottenere risultati ottimali.

Dopo aver esplorato come la dieta chetogenica può influenzare la perdita di peso e la composizione corporea, nel prossimo punto ci concentreremo su un altro aspetto fondamentale della nostra salute: il controllo della glicemia e la salute metabolica. Esploreremo come l'adozione di un regime chetogenico può offrire benefici significativi in questo ambito e sottolineare l'importanza di una gestione ottimale della glicemia per una salute generale robusta.

2.2 Controllo della glicemia e salute metabolica

Il controllo della glicemia è essenziale per mantenere una salute ottimale, prevenendo o gestendo disturbi come il diabete di tipo 2, la sindrome metabolica e altre patologie correlate. La dieta chetogenica, con il suo focus sulla riduzione dell'assunzione di carboidrati, offre strumenti potenti per influenzare positivamente la glicemia e la salute metabolica in generale.

Glicemia Stabile: L'assenza di picchi insulinici, comuni dopo il consumo di pasti ricchi di carboidrati, si traduce in livelli stabili di glucosio nel sangue. Questa stabilità previene le classiche "crisi" di energia post-prandiali e riduce il rischio di ipoglicemia reattiva.

Sensibilità all'Insulina Migliorata: La resistenza all'insulina è un fattore chiave nel diabete di tipo 2 e nella sindrome metabolica. Diminuendo l'assunzione di carboidrati, il corpo produce meno insulina, permettendo alle cellule di diventare più sensibili alla sua azione e di utilizzare il glucosio in modo più efficiente.

Effetti Terapeutici nel Diabete di Tipo 2: Molti individui con diabete di tipo 2 hanno riferito una significativa riduzione o addirittura l'eliminazione della necessità di farmaci ipoglicemizzanti o insulina quando seguono una dieta chetogenica ben strutturata. Ovviamente, è fondamentale affrontare questi cambiamenti sotto la stretta supervisione di un professionista sanitario.

Lipidi nel Sangue: Oltre ai benefici diretti sulla glicemia, la dieta chetogenica può influenzare positivamente i lipidi nel sangue, come la riduzione dei trigliceridi e l'aumento del colesterolo HDL (buono), fattori entrambi cruciali per la salute cardiovascolare.

Sindrome Metabolica: Questa condizione, che rappresenta un insieme di sintomi tra cui alta pressione sanguigna, alti livelli di zucchero nel sangue, eccesso di grasso corporeo intorno alla vita e livelli anomali di colesterolo, è strettamente correlata all'obesità e alla resistenza all'insulina. La dieta chetogenica può contrastare molti di questi sintomi, offrendo una strategia potenziale per la gestione e la prevenzione.

In sintesi, la dieta chetogenica non solo aiuta nel controllo della glicemia, ma offre una serie di benefici che promuovono una salute metabolica complessiva. Tuttavia, come con ogni cambiamento dietetico, è essenziale avvicinarsi con attenzione, tenendo conto delle proprie condizioni di salute e consultando sempre un professionista del settore.

Dopo aver approfondito l'incidenza della dieta chetogenica sulla glicemia e sulla salute metabolica, il prossimo punto esplorerà un altro aspetto cruciale influenzato dall'alimentazione: le prestazioni cerebrali e la salute mentale. Vedremo come la chetogenesi può diventare un alleato per il nostro cervello e per il nostro stato d'animo, delineando una visione olistica del benessere offerto da questo regime alimentare.

2.3 Prestazioni cerebrali e salute mentale

Il cervello è uno degli organi più affascinanti e complessi del corpo umano. E, sorprendentemente, è anche uno degli organi che può trarre beneficio dalla dieta chetogenica. Questa dieta, tradizionalmente associata alla perdita di peso e al controllo della glicemia, ha dimostrato di avere un impatto positivo sulle funzioni cerebrali e sulla salute mentale.

Corpi Chetonici e il Cervello: I corpi chetonici, prodotti quando siamo in stato di chetosi, possono fornire energia al cervello. Alcuni studi suggeriscono che i corpi chetonici possono essere una fonte di energia più efficiente per il cervello rispetto al glucosio, offrendo un potenziale miglioramento delle funzioni cognitive.

Salute Mentale e Umore: Ci sono prove crescenti che la dieta chetogenica può avere effetti antidepressivi e stabilizzanti dell'umore. Anche se il meccanismo esatto non è ancora chiaro, si ritiene che la stabilità della glicemia e l'effetto anti-infiammatorio della dieta possano svolgere un ruolo chiave.

Protezione Neurologica: La dieta chetogenica è stata inizialmente sviluppata nel 1920 come un trattamento per l'epilessia. Si è dimostrato che riduce la frequenza e la gravità delle crisi in alcuni pazienti epilettici. Oltre all'epilessia, ci sono ricerche in corso sui potenziali benefici della dieta chetogenica nel trattamento di malattie neurodegenerative come Alzheimer e Parkinson.

Clarity Mentale e Concentrazione: Molti che seguono la dieta chetogenica riferiscono un aumento della chiarezza mentale e della concentrazione. Questo può essere attribuito alla costante fornitura di energia fornita dai corpi chetonici, evitando i picchi e le cadute tipiche della glicemia dopo i pasti ricchi di carboidrati.

Gestione dello Stress e Sonno: Sebbene ci siano ancora molte ricerche da fare in questo settore, alcuni individui riferiscono un miglior sonno e una capacità rafforzata di gestire lo stress durante la dieta chetogenica. Questo potrebbe essere dovuto, in parte, alla regolazione dei livelli di alcuni neurotrasmettitori e ormoni coinvolti nel sonno e nella risposta allo stress.

In conclusione, la dieta chetogenica, oltre ai suoi noti benefici metabolici, sta emergendo come un potenziale alleato per la salute del cervello e il benessere mentale. Tuttavia, è fondamentale ricordare che ogni individuo è unico. Pertanto, mentre alcuni potrebbero trarre enormi benefici neurologici e psicologici dalla dieta, altri potrebbero non notare cambiamenti significativi. Come sempre, la personalizzazione e l'approccio guidato da un professionista sono cruciali.

Dopo aver esplorato il rapporto tra la dieta chetogenica e la funzione cerebrale, nel prossimo punto ci concentreremo su un altro sistema fondamentale del corpo: il sistema cardiovascolare. Esploreremo come l'adozione di una dieta chetogenica può influenzare la salute del cuore e dei vasi sanguigni, ampliando ulteriormente la nostra comprensione dei molteplici vantaggi di questo regime alimentare.

2.4 Benefici Cardiovascolari

Il sistema cardiovascolare, che comprende il cuore e l'intera rete di arterie, vene e capillari, ha un ruolo fondamentale nella distribuzione dell'ossigeno e dei nutrienti a tutte le cellule del corpo. La salute cardiovascolare è un argomento cruciale, dato l'alto tasso di malattie correlate, come l'ipertensione, le malattie cardiache e gli ictus. La dieta chetogenica, se ben formulata e seguita con attenzione, ha dimostrato di offrire benefici significativi per la salute del cuore e dei vasi sanguigni.

Lipidi nel sangue e Colesterolo: Uno dei principali benefici osservati nella dieta chetogenica riguarda i livelli di lipidi nel sangue. Molte persone che seguono questa dieta riportano una diminuzione dei trigliceridi e un aumento del colesterolo HDL (il cosiddetto "colesterolo buono"). Questi cambiamenti sono associati a un minor rischio di malattie cardiovascolari.

Pressione Sanguigna: Alcuni studi hanno rivelato che la dieta chetogenica può contribuire a ridurre la pressione sanguigna in individui con valori elevati. Questo effetto, combinato con una riduzione dell'infiammazione, può portare a un minor rischio di malattie cardiovascolari.

Infiammazione e salute vascolare: La dieta chetogenica può avere un effetto anti-infiammatorio. Un'infiammazione cronica è un fattore chiave nella patogenesi di molte malattie croniche, inclusa l'aterosclerosi, che può portare a eventi cardiovascolari gravi.

Funzione Endoteliale: L'endotelio è la sottile membrana che riveste l'interno dei vasi sanguigni. Una funzione endoteliale ottimale è fondamentale per garantire una corretta dilatazione dei vasi e una corretta circolazione sanguigna. Alcuni studi preliminari suggeriscono che la dieta chetogenica può migliorare la funzione endoteliale.

Rischi associati: È importante notare che, sebbene molti individui riportino benefici cardiovascolari con la dieta chetogenica, esistono casi in cui i livelli di colesterolo LDL (il cosiddetto "colesterolo cattivo") possono aumentare. Pertanto, è essenziale monitorare questi valori e consultare un medico prima di intraprendere o continuare con una dieta chetogenica, in particolare se esistono preesistenti problemi cardiovascolari.

In conclusione, mentre la dieta chetogenica può offrire una serie di benefici per la salute cardiovascolare, è essenziale approcciarsi a questa dieta con consapevolezza e sotto la supervisione di un professionista sanitario. Non è una "cura miracolosa" per tutti i mali cardiovascolari, ma può rappresentare uno strumento utile nella prevenzione e gestione di alcune condizioni.

Nel prossimo punto, esploreremo altri benefici potenziali della dieta chetogenica che stanno emergendo dalla ricerca attuale. Alcuni di questi vantaggi potrebbero sorprendervi, dimostrando quanto sia versatile e potenzialmente benefico questo approccio alimentare.

2.5 Altri benefici emergenti e studi attuali

La dieta chetogenica, originariamente sviluppata come trattamento per l'epilessia refrattaria, ha dimostrato nel tempo di avere un ampio spettro di potenziali benefici per la salute, ben oltre quelli discussi nei capitoli precedenti. Gli studi attuali continuano a indagare e a scoprire nuovi vantaggi associati a questo approccio alimentare, alcuni dei quali potrebbero essere rivoluzionari.

1. Miglioramento della salute intestinale: L'equilibrio della flora intestinale, o microbioma, gioca un ruolo fondamentale nella nostra salute complessiva. La dieta chetogenica sembra influenzare positivamente la composizione del microbioma, favorendo la proliferazione di batteri benefici e riducendo quelli dannosi. Questo potrebbe avere effetti protettivi contro infiammazioni intestinali e altre condizioni gastrointestinali.

2. Protezione neurologica: Oltre al suo uso nella gestione dell'epilessia, la dieta chetogenica è in fase di studio come potenziale trattamento per altre malattie neurodegenerative come Alzheimer, Parkinson e sclerosi laterale amiotrofica (SLA). I corpi chetonici sembrano avere proprietà neuroprotettive, contribuendo a ridurre l'infiammazione cerebrale e a migliorare la funzione neuronale.

3. Salute della pelle: Alcune ricerche preliminari indicano che la dieta chetogenica potrebbe aiutare nel trattamento di alcune condizioni cutanee, come l'acne e la psoriasi. La riduzione dell'infiammazione sistemica e l'equilibrio dell'insulina potrebbero avere effetti positivi sulla salute e sull'aspetto della pelle.

4. Longevità: Sebbene la ricerca sia ancora nelle fasi iniziali, esistono studi su animali che suggeriscono che la dieta chetogenica potrebbe prolungare la durata della vita. Questo potrebbe essere legato alla riduzione dello stress ossidativo, alla modulazione dell'infiammazione e all'ottimizzazione del metabolismo energetico.

5. Salute della vista: Alcune ricerche preliminari suggeriscono che la dieta chetogenica potrebbe offrire protezione contro la degenerazione maculare e altre malattie oculari correlate all'età. Ancora una volta, la riduzione dell'infiammazione e la stabilizzazione dei livelli di zucchero nel sangue potrebbero giocare un ruolo chiave in questo contesto.

Questi studi emergenti, insieme a quelli già consolidati, dimostrano che la dieta chetogenica potrebbe avere un potenziale molto più ampio di quanto inizialmente pensato. Tuttavia, è fondamentale ricordare che la ricerca è un processo in continua evoluzione. Quello che sappiamo oggi potrebbe essere ampliato o rivisto con ulteriori studi nel futuro.

Con ciò in mente, mentre ci muoviamo verso il prossimo capitolo, è essenziale comprendere il fondamento scientifico dietro la dieta chetogenica. Nel capitolo, ci immergeremo nel viaggio metabolico del corpo, passando dalla glicolisi alla Chetosi, permettendovi di comprendere profondamente come e perché questa dieta può portare ai vari benefici che abbiamo discusso finora. Questa comprensione ci fornirà una base solida per approfondire ulteriormente gli aspetti pratici della dieta chetogenica nei capitoli successivi.

Capitolo 3:

Come Funziona la

Chetogenica nel Corpo

3.1 Dalla glicolisi alla Chetosi: un viaggio metabolico

Il corpo umano è una macchina incredibilmente adattabile, in grado di utilizzare diverse fonti di energia per alimentare le sue innumerevoli funzioni. Tradizionalmente, il nostro sistema privilegia i carboidrati come principale fonte energetica, ma quando questi sono limitati, il corpo adotta una strategia metabolica alternativa: entra in chetosi.

Glicolisi: la via energetica tradizionale La glicolisi è il processo attraverso il quale il nostro corpo scompone i glucidi, in particolare il glucosio, per produrre energia. In condizioni "normali", quando consumiamo una dieta ricca di carboidrati, il glucosio diventa la principale fonte di carburante. Questo zucchero semplice viene convertito in una molecola chiamata ATP, che le nostre cellule utilizzano come energia immediata.

Il passaggio alla Chetosi Quando l'assunzione di carboidrati è significativamente ridotta, come nella dieta chetogenica, le riserve di glucosio del corpo cominciano a esaurirsi. Questa condizione costringe il corpo a cercare un'alternativa energetica. Ecco dove entra in gioco la Chetosi. Il fegato inizia a convertire i grassi, provenienti sia dalla dieta che dalle riserve del corpo, in molecole chiamate corpi chetonici. Questi corpi chetonici, come il beta-idrossibutirrato (BHB), l'acetoacetato e l'acetone, servono come nuova fonte di energia, specialmente per il cervello, che non può utilizzare direttamente i grassi come carburante.

Il ruolo cruciale del fegato Il fegato ha un ruolo centrale in questo viaggio metabolico. È l'organo responsabile della produzione dei corpi chetonici attraverso un processo chiamato chetogenesi. Una volta prodotti, i corpi chetonici sono rilasciati nel flusso sanguigno e trasportati alle cellule per essere utilizzati come energia. Questo processo consente al corpo di mantenere una funzione ottimale, anche in assenza di glucosio.

Benefici di un metabolismo chetonico Il passaggio da un metabolismo basato sulla glicolisi a uno basato sulla Chetosi offre diversi benefici. Primo tra tutti, la capacità del corpo di bruciare grassi in modo efficiente può portare a una perdita di peso sostenibile. Inoltre, l'utilizzo dei corpi chetonici come carburante tende a fornire un'energia più stabile e duratura, riducendo le oscillazioni di energia spesso associate ai picchi e ai cali di zucchero nel sangue. Infine, molti individui riferiscono una maggiore chiarezza mentale e concentrazione durante la Chetosi, dato che il cervello ha accesso a un flusso costante di energia.

Tutto ciò rappresenta solo la punta dell'iceberg di ciò che accade nel corpo durante la Chetosi. Questo profondo cambiamento metabolico, in cui il corpo passa dall'utilizzare carboidrati a grassi come principale fonte di energia, ha implicazioni profonde non solo per la perdita di peso, ma per la salute complessiva, come esploreremo nei capitoli successivi.

Nel prossimo punto, esamineremo più da vicino i corpi chetonici, questi potenti alleati energetici, e approfondiremo la loro importanza e i loro effetti sul nostro benessere. L'evoluzione della comprensione metabolica è fondamentale per apprezzare appieno i benefici e le potenzialità della dieta chetogenica.

3.2   L'importanza   dei   corpi chetonici

A seguito dell'introduzione al profondo cambiamento metabolico che avviene quando il nostro corpo passa dalla glicolisi alla Chetosi, è essenziale concentrarsi sui protagonisti di questa trasformazione: i corpi chetonici. Queste molecole, prodotte principalmente nel fegato dalla scomposizione dei grassi, rappresentano una fonte di energia alternativa al glucosio. Ma quali sono questi corpi chetonici e perché sono così cruciali per chi segue una dieta chetogenica?

Tipi di corpi chetonici Esistono tre principali tipi di corpi chetonici:

Beta-idrossibutirrato (BHB): Questa è la molecola più abbondante tra i corpi chetonici e serve come principale fonte di energia durante la Chetosi. Nonostante tecnicamente non sia un chetone, il BHB fornisce energia in modo efficiente, specialmente al cervello.

Acetoacetato: Si tratta del primo corpo chetonico prodotto durante la chetogenesi. Una parte di esso viene convertita in BHB, mentre il resto può essere utilizzato come energia o trasformato in acetone.

Acetone: Benché presente in minori quantità e meno utilizzato come fonte di energia, l'acetone ha la sua importanza. Viene spesso rilasciato attraverso il respiro, motivo per cui alcune persone in chetosi possono notare un alito particolare.

Funzioni dei corpi chetonici Oltre a servire come fonte di energia alternativa, i corpi chetonici hanno diverse funzioni vitali:

Protezione neuronale: Si è scoperto che i corpi chetonici possono offrire protezione ai neuroni, riducendo l'infiammazione e promuovendo la crescita neurale.

Stabilità energetica: A differenza del glucosio, che può causare picchi e cali di energia, i corpi chetonici forniscono un'energia costante e prolungata, soprattutto al cervello.

Riduzione dell'infiammazione: Alcuni studi suggeriscono che la Chetosi può aiutare a ridurre l'infiammazione sistemica, potenzialmente beneficiando diverse condizioni di salute.

La misurazione dei corpi chetonici Per chi segue una dieta chetogenica, monitorare i livelli di corpi chetonici può essere utile per assicurarsi di rimanere in chetosi. Ci sono vari metodi, come le strisce reattive per le urine, i misuratori di chetoni nel sangue e i monitor del respiro. Ognuno ha i suoi pro e contro, ma la misurazione può offrire una visione chiara dell'efficacia della dieta e dell'ingresso in chetosi.

Concludendo, i corpi chetonici non sono semplicemente "sostituti" del glucosio. Hanno funzioni uniche e potenti che possono portare a una serie di benefici per la salute. Tuttavia, l'ingresso in chetosi non è sempre lineare. Molti affrontano sintomi e sfide nel processo di adattamento. Nel prossimo punto, esploreremo l'adattamento alla Chetosi, i sintomi noti come "influenza cheto" e come superarli, assicurando una transizione morbida e benefica verso questo nuovo stato metabolico.

3.3 Adattamento alla Chetosi: sintomi e soluzioni

L'inizio di un viaggio nella dieta chetogenica può sembrare entusiasmante e promettente. Tuttavia, come ogni transizione significativa, anche passare a un metabolismo basato sui corpi chetonici può presentare delle sfide. Questa fase di adattamento è spesso chiamata "influenza cheto" a causa dei sintomi simili a quelli dell'influenza che alcune persone possono sperimentare. Vediamo di cosa si tratta e come gestirla al meglio.

Che cos'è l'influenza cheto? Quando il corpo passa dall'utilizzare il glucosio come principale fonte di energia a dipendere dai corpi chetonici, può verificarsi un periodo di adattamento. Questo periodo può durare da pochi giorni a un paio di settimane e può manifestarsi attraverso vari sintomi come:

- Affaticamento e riduzione dell'energia
- Mal di testa
- Vertigini
- Difficoltà di concentrazione o "nebbia mentale"

- Nausea
- Crampi muscolari
- Difficoltà nel sonno

Questi sintomi sono spesso il risultato di cambiamenti elettrolitici e idrici nel corpo durante la transizione alla Chetosi.

Cause comuni

Perdita di elettroliti: Ridurre l'apporto di carboidrati può portare a una minore ritenzione idrica, facendo perdere al corpo sali essenziali come sodio, potassio e magnesio.

Riduzione della produzione di insulina: Con meno carboidrati, il corpo produce meno insulina, accelerando la perdita di sodio.

Riduzione del glicogeno: I muscoli immagazzinano il glucosio sotto forma di glicogeno, che trattiene l'acqua. Con la dieta chetogenica, le riserve di glicogeno si esauriscono, liberando acqua e sali.

Soluzioni pratiche Per superare l'influenza cheto e facilitare la transizione, ecco alcuni suggerimenti:

Aumentare l'assunzione di sali: Consumare brodi o aggiungere sale rosa dell'Himalaya ai pasti può aiutare a reintegrare il sodio.

Integrare con magnesio e potassio: Questi minerali possono prevenire crampi muscolari e stanchezza. Assicurati di consultare un medico prima di iniziare qualsiasi integrazione.

Bevi molta acqua: Assicurati di mantenerti idratato per compensare la perdita di liquidi.

Graduale riduzione dei carboidrati: Invece di passare direttamente a un rigoroso apporto di carboidrati, potresti voler ridurre gradualmente i carboidrati nel corso di una settimana.

Concediti il riposo: Durante l'adattamento, potresti sentirti più stanco del solito. Ascolta il tuo corpo e riposati di più se necessario.

Ricorda, l'influenza cheto è temporanea. Una volta superata questa fase, molte persone riferiscono un aumento dell'energia, una maggiore chiarezza mentale e una serie di altri benefici.

La transizione verso la Chetosi è, quindi, un viaggio che richiede pazienza e comprensione del proprio corpo. È anche cruciale poter riconoscere quando si è effettivamente in chetosi. Nel prossimo punto, vedremo come si può misurare la Chetosi e quali strumenti sono disponibili per garantire che si stia seguendo il percorso desiderato.

3.4 Come misurare la Chetosi

La dieta chetogenica, con la sua promessa di benefici salutari e perdita di peso, ha certamente guadagnato popolarità in tutto il mondo. Ma una volta intrapreso questo percorso, come si può sapere se si è effettivamente entrati in chetosi? Fortunatamente, ci sono diversi metodi affidabili per misurare i livelli di chetosi, ognuno con i suoi pro e contro.

1. Misurazione tramite le strisce reattive per l'urina: Le strisce reattive per l'urina sono un metodo semplice e conveniente per misurare la Chetosi. Queste strisce cambiano colore quando vengono immerse nell'urina, a seconda della quantità di chetoni presenti.

- **Vantaggi:** Economico, facile da usare.
- **Svantaggi:** Con il tempo, quando il corpo diventa più efficiente nell'uso dei chetoni come fonte di energia, l'urina potrebbe non riflettere accuratamente i livelli di chetosi.

2. Monitoraggio del respiro: Esistono dispositivi che misurano i chetoni attraverso il respiro. Quando si espira nell'apparecchio, esso misura la quantità di acetone, un tipo di chetone espulso attraverso il respiro.

- **Vantaggi:** Riutilizzabile, non invasivo.
- **Svantaggi:** Costoso, potrebbe non essere accurato come altri metodi.

3. Misurazione del sangue: Simile a un glucometro che misura la glicemia, ci sono dispositivi che misurano il livello di chetoni nel sangue. Questo è considerato il metodo più accurato per verificare la Chetosi.

- **Vantaggi:** Altamente accurato, fornisce una misura quantitativa.
- **Svantaggi:** Richiede una piccola puntura sul dito per ottenere un campione di sangue, le strisce reattive possono essere costose.

Quando misurare la Chetosi: Il momento della giornata in cui si misura può influenzare i risultati. Molte persone trovano che i loro livelli di chetoni sono più alti al mattino e alla sera. Inoltre, i livelli possono variare a seconda di cosa si è mangiato o di quanto si è esercitati.

Cosa significa per te: Entrare e mantenere la Chetosi richiede impegno e monitoraggio. La chiave è trovare il metodo di misurazione che funziona meglio per te e che si adatta al tuo stile di vita. Tieni presente che le fluttuazioni giornaliere sono normali e che ciò che è più importante è la tendenza generale verso la Chetosi e non una singola misurazione.

Nel monitorare l'ingresso e la permanenza in chetosi, è importante non solo guardare ai chetoni ma anche considerare come ci si sente complessivamente. Molti riferiscono chiarezza mentale, energia sostenuta e altri benefici una volta entrati in chetosi.

Dopo aver esaminato come si può misurare con precisione la Chetosi, è essenziale discutere anche di come la dieta chetogenica possa influenzare altri aspetti della salute, come la digestione. Nel prossimo punto, esploreremo gli effetti della dieta chetogenica sulla digestione e l'equilibrio intestinale, garantendo una comprensione profonda di come il corpo reagisce a questo cambiamento alimentare.

3.5 Effetti sulla digestione e l'equilibrio intestinale

Mentre la dieta chetogenica è stata celebrata per i suoi benefici nella perdita di peso e nell'ottimizzazione del metabolismo, è essenziale considerare anche come influisce sul sistema digestivo e sull'equilibrio del microbiota intestinale. Dopo tutto, un intestino sano è fondamentale per un corpo sano.

1. **Cambiamenti nella fibra alimentare:** Quando ci si avvicina alla dieta chetogenica, c'è un drastico taglio all'assunzione di carboidrati, il che significa che si potrebbero consumare meno fonti tradizionali di fibra come cereali integrali e legumi. Tuttavia, la dieta chetogenica enfatizza l'assunzione di verdure non amidacee, che forniscono una buona quantità di fibra.

Consiglio: Per assicurarsi una digestione regolare, è fondamentale includere queste verdure nella dieta e considerare integratori di fibra se necessario.

2. **L'importanza dei grassi:** Il consumo elevato di grassi nella dieta chetogenica può richiedere un periodo di adattamento per il sistema digestivo. All'inizio, alcune persone potrebbero sperimentare disagi come diarrea o stitichezza.

Consiglio: Introdurre i grassi gradualmente e considerare l'uso di enzimi digestivi per aiutare nella digestione dei grassi.

3. **Equilibrio del microbiota intestinale:** La dieta chetogenica può influire sulla composizione dei batteri nell'intestino. Alcuni studi suggeriscono che una dieta ricca di grassi e povera di carboidrati potrebbe ridurre la diversità batterica, che è generalmente associata a una salute intestinale ottimale.

Consiglio: Considera l'introduzione di alimenti fermentati come il kefir, la Crauti o il kimchi, che possono fornire probiotici benefici per supportare la salute intestinale.

4. **Assunzione idrica e minerali:** Con la riduzione dei carboidrati, il corpo tende a espellere più acqua e elettroliti. Questo può portare a disidratazione e squilibri minerali, che a loro volta possono influire sulla motilità intestinale.

Consiglio: Aumentare l'assunzione di acqua e considerare integratori di elettroliti, in particolare sodio, potassio e magnesio, per mantenere l'equilibrio.

5. **Intolleranze alimentari:** Poiché la dieta chetogenica elimina molti alimenti, alcune persone potrebbero scoprire che, una volta reintrodotti, sviluppano sintomi di intolleranza a certi alimenti.

Consiglio: Se si sospetta un'intolleranza alimentare, è consigliabile reintrodurre gli alimenti lentamente e monitorare qualsiasi reazione.

La salute del nostro intestino è strettamente collegata alla salute complessiva. Anche se la dieta chetogenica offre numerosi benefici, è essenziale affrontare con attenzione i potenziali effetti sul sistema digestivo e l'equilibrio del microbiota intestinale. Questi suggerimenti e informazioni offrono una guida per navigare attraverso questi cambiamenti, garantendo che tu possa trarre il massimo beneficio dalla dieta chetogenica.

Ora che abbiamo esplorato a fondo gli effetti della dieta chetogenica sul corpo e sulla salute, è giunto il momento di analizzare il punto di partenza: la propria dieta attuale.

Nel prossimo capitolo, ti guideremo attraverso i passi essenziali per valutare e comprendere le tue abitudini alimentari attuali prima di intraprendere la transizione verso la dieta chetogenica.

Capitolo 4:

Iniziare la Dieta

Chetogenica:

Pianificazione e

Preparazione

4.1 Analizzare la propria dieta attuale

Prima di intraprendere qualsiasi percorso nutrizionale, come la transizione verso una dieta chetogenica, è di fondamentale importanza fare una profonda introspezione riguardo le proprie abitudini alimentari. Comprendere la propria dieta attuale non solo fornisce una chiara linea di base da cui partire, ma aiuta anche a identificare potenziali difficoltà, punti di forza e aree di miglioramento.

1. **Registro alimentare:** Il primo passo fondamentale è tenere un registro alimentare per almeno una settimana. Annota tutto ciò che mangi e bevi, insieme agli orari. Questo non solo ti offre uno spaccato delle tue abitudini alimentari ma evidenzia anche i modelli legati agli spuntini, ai pasti principali e all'assunzione di liquidi.

Consiglio: Utilizza un'applicazione di tracciamento alimentare o un diario cartaceo per annotare ogni singolo pasto, spuntino e bevanda.

2. **Valuta la tua assunzione di macronutrienti:** Con i dati del tuo registro alimentare, puoi calcolare l'assunzione media di proteine, grassi e carboidrati. Questo ti aiuterà a vedere da dove proviene la maggior parte delle tue calorie e come potresti dover fare degli aggiustamenti per aderire alla dieta chetogenica.

Consiglio: Molte app di tracciamento alimentare offrono analisi dettagliate dei macronutrienti.

3. **Identifica le fonti principali di carboidrati:** Nella dieta chetogenica, l'assunzione di carboidrati è significativamente ridotta. Identificare le tue principali fonti ti aiuterà a capire quali alimenti potrebbero dover essere sostituiti o limitati.

Consiglio: Presta particolare attenzione ai carboidrati nascosti in alimenti come salse, condimenti e bevande.

4. **Riconoscimento di abitudini alimentari emotive:** Mangi per consolarti? Quando sei stressato o annoiato? Riconoscere questi schemi può aiutarti a prepararti mentalmente per i cambiamenti e a trovare strategie alternative per affrontare le emozioni.

Consiglio: Tieni un registro delle tue emozioni quando mangi fuori dai pasti o quando ti trovi a mangiare grandi quantità di cibo. Questo ti aiuterà a identificare le cause scatenanti.

5. **Stabilire un punto di partenza:** Una volta raccolti e analizzati questi dati, avrai una chiara comprensione del tuo punto di partenza. Questo ti permette di stabilire obiettivi realistici e misurabili, di comprendere meglio le sfide che potresti incontrare e di prepararti al successo.

Consiglio: Condividi le tue scoperte con un amico fidato, un familiare o un professionista della salute. Avere un punto di vista esterno può fornire ulteriori intuizioni e supporto.

Comprendere dove ti trovi attualmente con le tue abitudini alimentari è la chiave per intraprendere con successo la transizione verso una dieta chetogenica. Ogni individuo ha un'esperienza unica, e la personalizzazione è fondamentale.

Con una chiara immagine della tua dieta attuale, il prossimo passo è stabilire dove vuoi andare e come ci arriverai. Nel prossimo punto, "Definire gli obiettivi personali", esploreremo come impostare obiettivi chiari e raggiungibili, tenendo conto delle tue esigenze, desideri e sfide uniche.

4.2 Definire gli obiettivi personali

Dopo aver esaminato e compreso le proprie abitudini alimentari attuali, si apre una nuova fase: stabilire gli obiettivi personali. Questa tappa è cruciale per mantenere la motivazione e garantire il successo a lungo termine della dieta chetogenica. Gli obiettivi agiscono come una bussola, guidandoti attraverso le sfide e mantenendoti concentrato sul risultato desiderato.

1. **Specificità degli obiettivi:** Gli obiettivi dovrebbero essere ben definiti. Invece di dire "Voglio perdere peso", puoi puntare a qualcosa di più preciso come "Voglio perdere 5 kg in tre mesi".

Consiglio: Utilizza la regola SMART (Specifico, Misurabile, Attuabile, Rilevante, Temporalmente definito) per definire i tuoi obiettivi.

2. **Obiettivi a breve e lungo termine:** Mentre i tuoi obiettivi a lungo termine potrebbero riguardare la perdita di peso o il miglioramento della salute, quelli a breve termine potrebbero essere legati all'adattamento alla dieta, come "Resistere ai dolci per una settimana" o "Bere 2 litri d'acqua al giorno".

Consiglio: Gli obiettivi a breve termine possono servire come pietre miliari verso il raggiungimento di quelli più ambiziosi a lungo termine.

3. **Rifletti sui tuoi "perché":** Perché hai scelto la dieta chetogenica? Che tipo di cambiamenti spero di vedere nella tua salute o nel tuo corpo? La comprensione profonda dei tuoi motivi personali può essere un potente catalizzatore quando ti senti scoraggiato.

Consiglio: Scrivi i tuoi "perché" e conservali in un luogo visibile.

4. **Valuta potenziali ostacoli:** Identificare in anticipo le sfide ti aiuta a preparare strategie per superarle. Può trattarsi di tentazioni alimentari, eventi sociali o barriere emotive.

Consiglio: Una volta individuati gli ostacoli, pianifica delle soluzioni specifiche. Se, ad esempio, sai che una festa si avvicina, puoi pianificare di portare un piatto cheto-friendly o mangiare prima di partire.

5. **Celebra i piccoli successi:** Raggiungere gli obiettivi, anche quelli piccoli, merita di essere celebrato. Questi momenti di celebrazione possono rafforzare la tua determinazione e motivazione.

Consiglio: Stabilisci delle ricompense non alimentari per te stesso, come un nuovo libro, un massaggio o un'attività che ami.

6. **Riconsidera e aggiusta:** Gli obiettivi non sono statici. Man mano che progredisci nel tuo viaggio chetogenico, potresti scoprire che alcuni obiettivi diventano meno rilevanti, mentre altri emergono. È essenziale fare periodicamente il punto della situazione e regolare di conseguenza.

Consiglio: Fissa dei momenti regolari (ad esempio, una volta al mese) per riflettere sui tuoi obiettivi e sul tuo progresso.

Stabilire obiettivi chiari e personalizzati è la chiave per mantenere il focus e la determinazione mentre si percorre il cammino della dieta chetogenica. Tuttavia, avere obiettivi non è sufficiente: è necessario un piano d'azione per raggiungerli. Nel prossimo punto, esploreremo come tradurre questi obiettivi in azioni quotidiane e come pianificare in modo efficace per garantire il successo.

4.3 Creare un piano alimentare settimanale

Avere obiettivi chiari è fondamentale, ma senza un piano concreto, realizzarli può diventare una sfida. La creazione di un piano alimentare settimanale non solo ti aiuterà a rimanere sulla giusta strada, ma semplificherà anche la tua routine quotidiana, riducendo le decisioni da prendere e minimizzando le tentazioni. Un piano ben strutturato può fare la differenza tra il successo e l'abbandono prematuro della dieta chetogenica.

1. **Valuta le tue esigenze caloriche:** Prima di tutto, è essenziale capire quante calorie hai bisogno ogni giorno, considerando il tuo peso, altezza, età, sesso e livello di attività fisica. Ci sono molte calcolatrici online che possono aiutarti in questo.

Consiglio: Ricorda che la dieta chetogenica enfatizza la qualità degli alimenti oltre alla quantità. Quindi, anche se le calorie sono importanti, la scelta di alimenti nutrienti è fondamentale.

2. **Scegli gli alimenti chiave:** Concentrati su fonti di grassi sani, proteine di alta qualità e una quantità limitata di carboidrati. Alcuni esempi sono avocado, olio d'oliva, noci, pesce grasso, carni, uova e verdure a basso contenuto di carboidrati.

Consiglio: Mantieni una lista di "alimenti consentiti" e "alimenti da evitare" per facilitare la creazione del tuo piano.

3. **Organizza i pasti:** Pensa ai tuoi pasti in termini di piatti principali e contorni. Ad esempio, una bistecca (piatto principale) con insalata di avocado e spinaci (contorno). Organizza il tuo piano in modo che ogni pasto sia equilibrato e soddisfi le tue esigenze caloriche e nutritive.

Consiglio: Usa contenitori per conservare i pasti in porzioni singole, facilitando la pianificazione e riducendo lo spreco.

4. **Non dimenticare gli spuntini:** Anche se molti trovano di non aver bisogno di spuntini nella dieta chetogenica a causa della sazietà indotta dai grassi, è comunque utile avere delle opzioni cheto-friendly a portata di mano, come noci o fettine di avocado.

Consiglio: Gli spuntini sono particolarmente utili nelle prime fasi della dieta, quando il corpo si sta ancora adattando.

5. **Pianifica l'acquisto e la preparazione:** Una volta creato il tuo piano settimanale, crea una lista della spesa basata su di esso. Pianifica anche momenti specifici per cucinare e preparare i pasti, soprattutto se intendi fare meal-prepping per diversi giorni.

Consiglio: Considera l'idea di dedicare alcune ore durante il weekend per la preparazione dei pasti, così da avere sempre qualcosa di pronto durante la settimana.

6. **Adatta e aggiusta:** Probabilmente, durante le prime settimane, noterai che alcune cose funzionano meglio di altre. Forse alcuni pasti ti saziano di più, o alcuni alimenti non ti soddisfano come pensavi. Usa queste osservazioni per affinare il tuo piano settimanale.

Consiglio: Mantieni un diario alimentare per tener traccia di come ti senti dopo ogni pasto. Ciò ti aiuterà a individuare eventuali intolleranze o alimenti che influenzano negativamente il tuo umore o i tuoi livelli di energia.

Creare un piano alimentare settimanale potrebbe sembrare un compito arduo all'inizio, ma con il tempo diventerà una seconda natura. Il successo nella dieta chetogenica, come in molti altri aspetti della vita, dipende dalla preparazione e dalla pianificazione.

Nel prossimo punto, esploreremo gli strumenti e le risorse che possono supportarti nella tua avventura chetogenica, rendendo il percorso non solo più semplice ma anche più appagante.

4.4 Gli strumenti essenziali per il successo

Se c'è una cosa che distingue le persone che hanno successo con la dieta chetogenica da quelle che abbandonano la sfida prematuramente, è l'uso strategico di strumenti e risorse. Questi strumenti possono semplificare la gestione della dieta, aiutarti a prendere decisioni informate e fornirti la motivazione necessaria per perseguire i tuoi obiettivi.

1. **Diario alimentare:** Un diario alimentare non solo ti aiuta a tenere traccia di ciò che mangi, ma può anche fornire informazioni preziose su come certi alimenti influenzano il tuo corpo e la tua mente.

Consiglio: Non limitarti a registrare solo gli alimenti; annota anche come ti senti dopo ogni pasto o spuntino. Questo può aiutarti a individuare alimenti problematici o a notare modelli che legano l'umore e l'energia al tuo apporto nutrizionale.

2. **Calcolatrici e app macro:** Ci sono diverse app e siti web che ti permettono di monitorare l'apporto di macronutrienti, essenziali per mantenerti entro i limiti desiderati nella dieta chetogenica.

Consiglio: Scegli un'applicazione o un sito che sia intuitivo e facile da usare, in modo che diventi una parte regolare della tua routine senza diventare un onere.

3. **Bilancia digitale da cucina:** Misurare con precisione gli alimenti, soprattutto all'inizio, può fare una grande differenza, garantendo che tu stia effettivamente consumando le giuste quantità di macro.

Consiglio: Cerca una bilancia con una funzione tara, che ti permetta di azzerare il peso dopo aver aggiunto ogni ingrediente. Questo rende la misurazione degli ingredienti molto più semplice.

4. **Libri e risorse educative:** Essere ben informati è cruciale. Ci sono molti libri, blog e studi che offrono approfondimenti sulla dieta chetogenica, che possono aiutarti a comprendere meglio il processo e i benefici potenziali.

Consiglio: Assicurati di basarti su fonti affidabili e riconosciute. Il campo della nutrizione è pieno di informazioni fuorvianti e non sempre basate su prove concrete.

5. **Supporto della comunità:** Che si tratti di un gruppo online o di amici e famiglia che ti sostengono, avere un sistema di supporto può fare una grande differenza, soprattutto nei momenti di dubbio o di tentazione.

Consiglio: Considera di unirti a gruppi chetogenici sui social media o forum, dove puoi condividere esperienze, fare domande e ottenere consigli da persone che hanno affrontato sfide simili.

6. **Ricettari chetogenici:** La varietà è il sale della vita e avere un arsenale di ricette gustose può rendere la dieta chetogenica molto più piacevole.

Consiglio: Prova nuove ricette regolarmente per mantenere viva l'emozione e per scoprire nuovi piatti preferiti che si allineano ai tuoi obiettivi nutrizionali.

Mentre la dieta chetogenica richiede dedizione e impegno, con gli strumenti giusti e un po' di preparazione, può diventare un percorso gratificante verso il benessere. Ma, come in ogni viaggio, ci saranno ostacoli e sfide. Nel prossimo punto, discuteremo dei problemi comuni che potresti incontrare e ti forniremo strategie per superarli con successo.

4.5 Affrontare le sfide iniziali e i momenti difficili

Intraprendere un viaggio chetogenico, come qualsiasi altro cambiamento significativo nella vita, comporta inevitabilmente sfide e ostacoli. Tuttavia, avere una chiara comprensione di ciò che potresti incontrare lungo il percorso e essere preparato su come affrontarle può rendere il viaggio molto più agevole.

1. **La "keto flu" o influenza chetogenica:** È comune per molte persone sperimentare sintomi simili all'influenza, come mal di testa, affaticamento, vertigini o irritabilità durante le prime fasi della dieta chetogenica. Questo fenomeno, noto come "keto flu", è il risultato del corpo che si adatta a bruciare i grassi come fonte primaria di energia invece dei carboidrati.

Soluzione: Assicurati di bere molta acqua, mantenere un adeguato apporto di elettroliti (come sodio, potassio e magnesio) e riposare quando necessario. Questi sintomi di solito scompaiono dopo qualche giorno.

2. **Tentazioni e pressioni sociali:** Partecipare a eventi sociali o cene fuori può essere complicato quando si segue una dieta specifica.

Soluzione: Pianifica in anticipo. Se sai che parteciperai a un evento, considera la possibilità di mangiare prima o di portare con te degli snack chetogenici. Non esitare a parlare delle tue scelte dietetiche con amici e familiari in modo che possano supportarti.

3. **Stagnazione o plateau nella perdita di peso:** A volte, nonostante tu stia seguendo la dieta correttamente, potresti notare una pausa nella perdita di peso.

Soluzione: Valuta le tue porzioni e l'apporto calorico, assicurati di stare consumando abbastanza proteine e considera l'idea di incorporare esercizi di resistenza nella tua routine. Ogni corpo reagisce in modo diverso, quindi potrebbe essere necessario un po' di tempo per trovare ciò che funziona meglio per te.

4. **Costipazione:** La riduzione dell'apporto di fibre provenienti dai cereali e dalla frutta può causare problemi digestivi in alcune persone.

Soluzione: Aumenta l'assunzione di verdure a foglia verde, semi di chia e altre fonti di fibra chetogeniche. Assicurati anche di bere molta acqua.

5. **Difficoltà nel mantenere l'energia durante gli allenamenti:** All'inizio, potresti notare una diminuzione delle prestazioni fisiche.

Soluzione: Questa è una fase temporanea. Col tempo, mentre il tuo corpo diventa più efficiente nell'utilizzare i corpi chetonici come energia, vedrai un miglioramento nelle tue prestazioni. Considera anche l'integrazione con sali chetonici prima degli allenamenti.

6. **Dubbi e incertezze:** Inevitabilmente, ci saranno momenti di dubbio, soprattutto se non vedi risultati immediati.

Soluzione: Rileggi i tuoi obiettivi, cerca supporto nella comunità chetogenica e ricorda a te stesso perché hai iniziato questo percorso.

Ricorda, ogni sfida è un'opportunità per crescere e imparare. Superare questi ostacoli non solo ti renderà più resiliente ma ti avvicinerà anche ai tuoi obiettivi di salute e benessere.

Nel prossimo capitolo, esploreremo gli alimenti essenziali che dovresti considerare nel tuo piano alimentare chetogenico, garantendoti non solo il rispetto dei tuoi macronutrienti, ma anche una dieta varia e nutriente.

Capitolo 5:

Alimenti Chetogenici:

La Lista della Spesa

5.1 Gli alimenti chiave da includere

La dieta chetogenica, sebbene focalizzata principalmente sulla riduzione dei carboidrati e sull'aumento dell'assunzione di grassi, non si tratta solo di consumare burro e olio d'oliva a volontà. Per sfruttare appieno i benefici della Chetosi e assicurarsi una nutrizione equilibrata, è fondamentale includere alimenti chiave che offrano una vasta gamma di nutrienti essenziali. Ecco una panoramica di ciò che dovresti considerare come pilastri del tuo regime alimentare chetogenico.

1. **Grassi sani:**

- **Oli vergini:** Olio d'oliva, olio di cocco e olio di avocado sono ottime fonti di grassi insaturi benefici.

- **Noci e semi:** Mandorle, noci, semi di chia, semi di lino e semi di canapa sono ricchi di acidi grassi essenziali e micronutrienti.

- **Avocado:** Questo frutto è una miniera d'oro di potassio e grassi salutari.

2. Proteine di alta qualità:

- **Carne biologica:** Manzo, maiale, agnello e selvaggina sono tutte ottime fonti di proteine e di nutrienti come il ferro.

- **Pollame alimentato con erba:** Pollo, tacchino e anatra offrono proteine magre.

- **Pesci grassi:** Salmone, sgombro e sardine sono ricchi di acidi grassi omega-3.

- **Uova:** Le uova sono una fonte completa di proteine e sono ricche di numerosi micronutrienti.

3. Verdure a basso contenuto di carboidrati:

- **Verdure a foglia verde:** Spinaci, cavolo e bietola sono ricchi di vitamine e minerali essenziali.

- **Crucifere:** Broccoli, cavolfiore e cavolo sono ottimi per la dieta chetogenica e offrono un profilo nutrizionale denso.

- **Zucchine, cetrioli e peperoni:** Questi possono essere utilizzati in una varietà di piatti e sono relativamente bassi in carboidrati.

4. Latticini (se tollerati):

- **Formaggi grassi:** Come cheddar, feta, mozzarella e formaggi stagionati sono ricchi di grassi e proteine.

- **Panna e burro:** Sono ottime fonti di grassi saturi.

- **Yogurt greco e kefir:** Sono fonti probiotiche e contengono meno carboidrati rispetto ad altri latticini.

5. Bevande:

- **Acqua:** L'idratazione è fondamentale, soprattutto durante l'adattamento iniziale alla dieta chetogenica.

- **Tè verde o nero:** Ricchi di antiossidanti e possono aiutare a migliorare il metabolismo.

- **Caffè:** Senza zuccheri o dolcificanti, può essere un grande alleato energizzante.
- **Spezie e erbe:** Molti condimenti, come curcuma, zenzero, basilico e origano, possono non solo migliorare il sapore dei tuoi piatti ma anche offrire benefici per la salute.

Incorporare questi alimenti nella tua dieta quotidiana ti garantirà un'assunzione equilibrata di macronutrienti e micronutrienti essenziali. Tuttavia, mentre la lista degli alimenti chiave da includere è ampia e varia, è altrettanto importante essere consapevoli degli alimenti da limitare o evitare completamente per mantenere uno stato di chetosi ottimale.

Nel prossimo punto, esploreremo gli alimenti che possono ostacolare il tuo progresso nella dieta chetogenica e suggeriremo modi per sostituirli o limitarli.

5.2 Cibi da evitare o ridurre

Il successo di una dieta chetogenica non dipende solo dall'integrazione degli alimenti chiave ma anche dalla capacità di identificare e ridurre quelli che potrebbero ostacolare l'entrata e il mantenimento dello stato di chetosi. Se hai già compreso l'importanza degli alimenti da includere, passiamo ora ad analizzare quelli da cui è meglio stare lontani o consumare con estrema moderazione.

1. Carboidrati raffinati e cereali:

- **Pane e pasta:** Soprattutto se fatti con farine raffinate, sono fonti primarie di carboidrati.

- **Cereali per la colazione:** Spesso contengono zuccheri aggiunti e sono poveri di nutrienti.

- **Riso bianco e mais:** Anche se sono considerati alimenti base in molte culture, nella dieta chetogenica dovrebbero essere limitati.

2. Zuccheri e dolcificanti:

- **Zucchero bianco, miele, sciroppo d'agave:** Elevati contenuti di carboidrati che possono interrompere la Chetosi.

- **Dolcificanti artificiali:** Anche se non contengono carboidrati, possono influenzare la risposta insulinica e la flora intestinale.

3. Legumi:

Sebbene ricchi di proteine e fibre, i legumi (come fagioli, lenticchie, ceci) contengono anche una notevole quantità di carboidrati e potrebbero non essere ideali per chi segue una dieta chetogenica stretta.

4. Frutta ad alto contenuto di zuccheri:

Mentre la frutta è nutrizionalmente densa, alcuni tipi, come banane, uva, manghi e ananas, hanno un alto contenuto di zuccheri e potrebbero non essere adatti.

5. Alcol:

Molti alcolici, specialmente birre e cocktail dolci, sono carichi di zuccheri e carboidrati che possono interrompere la Chetosi.

6. Alimenti trasformati e snack confezionati:

Molti di questi prodotti contengono conservanti, additivi e zuccheri nascosti che non solo possono interrompere la Chetosi ma possono anche avere effetti negativi sulla salute.

7. Alcuni latticini:

Latte intero e yogurt zuccherato hanno un contenuto di carboidrati relativamente alto rispetto ad altre fonti di latticini.

8. Grassi trans e oli vegetali raffinati:

Evita grassi idrogenati e oli come quello di soia, di mais e di semi di cotone, che sono ricchi di acidi grassi omega-6 e possono contribuire a uno squilibrio nel rapporto omega-3/omega-6.

Riducendo o eliminando questi alimenti, aumenterai le tue possibilità di successo nella dieta chetogenica e migliorerai la tua salute generale. Ma mentre la limitazione di questi alimenti è cruciale, è altrettanto importante non sentirsi privati o limitati nella varietà e nel piacere delle tue scelte alimentari.

Ecco perché il prossimo punto, sarà dedicato a esplorare opzioni deliziose e conformi alla chetogenesi per soddisfare quelle voglie improvvisate. Non perché stai seguendo una dieta chetogenica significa che devi sacrificare il piacere di un gustoso spuntino. Esistono innumerevoli opzioni che non solo ti aiuteranno a rimanere sulla buona strada, ma che saranno anche un vero e proprio piacere per il palato. Ecco alcune idee per cominciare!

5.3 Spuntini chetogenici e snack veloci

Mentre la dieta chetogenica mette l'accento su un basso apporto di carboidrati, ciò non significa che devi sacrificare il piacere di uno snack delizioso. La chiave sta nel selezionare spuntini che si adattino ai tuoi macro nutrienti target, garantendo al contempo sazietà e soddisfazione.

1. Noci e semi: Sono spuntini ideali per la chetogenesi. Mandorle, noci, macadamia, semi di zucca e semi di chia sono tutti ricchi di grassi salutari e proteine, con un basso contenuto di carboidrati netti. Puoi mangiarli da soli o mescolarli in un mix energetico cheto-compatibile.

2. Avocado: Mezzo avocado spruzzato con un pizzico di sale e pepe è uno snack perfetto. Ricco di potassio e grassi salutari, è altamente saziante e nutriente.

3. Verdure a basso contenuto di carboidrati con hummus o guacamole: Verdure come cetrioli, peperoni e sedano possono essere servite con una porzione di hummus a basso contenuto di carboidrati o guacamole.

4. Uova sode: Facili da preparare in anticipo, sono una grande fonte di proteine e grassi, rendendole un'opzione eccellente per uno snack cheto.

5. Olive: Sia le olive verdi che quelle nere sono dense di nutrienti e ricche di grassi salutari. Inoltre, possono essere facilmente trasportate e non necessitano di refrigerazione.

6. Yogurt greco o skyr: Opta per la versione intera e non dolcificata. Puoi aggiungere noci o semi per un ulteriore apporto di grassi.

7. Barrette energetiche chetogeniche: Ci sono molte barrette sul mercato progettate specificamente per coloro che seguono una dieta chetogenica. Assicurati di leggere l'etichetta per garantire un basso contenuto di carboidrati netti e l'assenza di ingredienti non desiderati.

8. Frullati proteici: Con l'aggiunta di latte di mandorla, proteine in polvere, noci e semi, puoi preparare un frullato delizioso e cheto-friendly. Evita frutta ad alto contenuto di carboidrati.

9. Cioccolato fondente: Il cioccolato con una percentuale di cacao del 70% o superiore può essere un'opzione, ma consumalo con moderazione.

10. Carne secca o jerky: Un'ottima fonte di proteine. Presta attenzione alle versioni con zucchero aggiunto o condimenti ricchi di carboidrati.

L'arte degli spuntini chetogenici risiede nella preparazione. Avere sempre a portata di mano opzioni salutari e conformi alla dieta ti aiuterà a evitare scelte impulsiva. Pensa a questi snack come alle piccole "stazioni di servizio" lungo il percorso chetogenico: ti aiutano a mantenere i tuoi livelli energetici e a rimanere fedele ai tuoi obiettivi nutrizionali.

Ma come assicurarsi di avere sempre questi spuntini a portata di mano? La pianificazione della spesa è fondamentale. Ecco perché nel prossimo punto, discuteremo strategie per navigare con successo tra gli scaffali del supermercato e fare scelte informate e cheto-compatibili. Avere una lista della spesa ben pianificata e informarsi in anticipo può fare la differenza tra una dieta chetogenica di successo e potenziali scivolate.

5.4 Suggerimenti per fare la spesa

Fare la spesa può sembrare una semplice routine, ma quando stai cercando di mantenerti fedele a una dieta chetogenica, può diventare una sfida. Ecco alcuni suggerimenti per aiutarti a fare acquisti consapevoli, risparmiare tempo e rimanere fedele ai tuoi obiettivi chetogenici.

1. Pianifica in anticipo:
Prima di uscire di casa, prepara una lista della spesa. Questo ti aiuterà non solo a risparmiare tempo, ma anche a resistere alla tentazione di cibi non chetogenici. Basa la tua lista su un menu settimanale che hai già pianificato, così saprai esattamente di cosa hai bisogno.

2. Leggi le etichette:
Guarda oltre le affermazioni di marketing sulla confezione e leggi l'etichetta nutrizionale. Presta particolare attenzione ai carboidrati netti, agli zuccheri aggiunti e agli ingredienti artificiali.

3. Acquista lungo i bordi del supermercato:
Generalmente, i prodotti freschi come carne, pesce,
verdure e latticini si trovano lungo i bordi del negozio.
Queste sono le scelte più salutari e naturali per la tua
dieta chetogenica.

4. Evita gli alimenti ultra-trasformati:
Anche se potrebbero esistere versioni "cheto" di alcuni
prodotti, è sempre meglio optare per alimenti il più
possibile naturali e non trasformati.

5. Avere un'opzione di backup:
A volte potresti non trovare un ingrediente specifico. È
sempre utile avere un'alternativa in mente o essere
flessibili con il tuo menu.

6. Sii cauto con i sostituti dello zucchero:
Ci sono molti dolcificanti artificiali e naturali sul
mercato. Non tutti sono cheto-friendly, quindi assicurati
di scegliere quelli senza impatti glicemici, come
l'eritritolo o la stevia.

7. Acquista in grandi quantità quando possibile:
Alcuni alimenti cheto, come noci, semi e oli, possono
essere acquistati in grandi quantità per risparmiare
denaro a lungo termine. Puoi conservarli in modo
appropriato per mantenerli freschi.

8. Acquista localmente:

Se possibile, sostieni i produttori locali acquistando verdure, carne e altri prodotti di base nei mercati locali. Questi alimenti sono spesso più freschi e ricchi di nutrienti.

9. Non fare la spesa quando hai fame:

Sembra ovvio, ma fare la spesa con lo stomaco vuoto ti rende più suscettibile alle tentazioni. Assicurati di aver mangiato uno snack o un pasto chetogenico prima di andare al supermercato.

10. Considera le spese online:

Molti rivenditori offrono prodotti specifici per la dieta chetogenica che potrebbero non essere disponibili nel tuo supermercato locale. Fare acquisti online può aiutarti a trovare prodotti specializzati e a confrontare facilmente i prezzi.

11. Educati continuamente:

Il mondo degli alimenti e della nutrizione è in continua evoluzione. Nuove ricerche emergono e nuovi prodotti vengono lanciati sul mercato. Resta aggiornato su ciò che è meglio per la dieta chetogenica.

Fare la spesa in modo efficace e consapevole è fondamentale per mantenere la dieta chetogenica. Ma oltre agli alimenti, ci sono anche altre sostanze e integratori che possono supportare il tuo percorso chetogenico. Nel prossimo punto, esploreremo quali possono essere questi alleati nel tuo viaggio chetogenico e come possono aiutarti a ottimizzare la tua salute e il tuo benessere.

5.5 Integratori e Sostanze Utili

Per chi segue una dieta chetogenica, integratori e sostanze possono essere utili per coprire eventuali carenze nutrizionali, potenziare la perdita di peso e migliorare la performance fisica e mentale. Mentre la base della dieta chetogenica dovrebbe sempre essere costituita da alimenti reali e nutrienti, l'aggiunta di integratori selezionati può fornire supporto dove necessario.

1. Elettroliti: Nella dieta chetogenica, è essenziale mantenere un bilancio elettrolitico corretto, in particolare di sodio, potassio e magnesio, per evitare crampi, debolezza e altri sintomi. Alcuni potrebbero trovare utile un integratore per garantire livelli adeguati di questi minerali essenziali.

2. Oli di Pesce Omega-3: Gli oli di pesce sono ricchi di acidi grassi omega-3, che possono ridurre l'infiammazione, migliorare la salute cardiaca e cognitiva, e bilanciare il rapporto omega-6/omega-3.

3. Vitamina D: Molte persone hanno una carenza di vitamina D, soprattutto in inverno. Un supplemento può supportare il sistema immunitario, la salute delle ossa e il benessere generale.

4. MCT Oil: Gli oli a catena media (MCT) possono essere trasformati rapidamente in corpi chetonici, fornendo un'energia immediata e supportando la produzione di chetoni.

5. Fibre: Un integratore di fibra può aiutare coloro che lottano per ottenere abbastanza fibre dalla loro dieta, sostenendo la salute digestiva e la regolarità intestinale.

6. Estratti di Tè Verde: Ricco di antiossidanti, può supportare il metabolismo e aiutare nella perdita di peso, oltre a offrire benefici cardiovascolari e neuroprotettivi.

7. Collagene: Il collagene può supportare la salute delle articolazioni, della pelle, dei capelli e delle unghie e può essere particolarmente utile per coloro che non consumano regolarmente brodo d'ossa.

8. Coenzima Q10: Essenziale per la produzione di energia a livello cellulare, può supportare la salute cardiaca e aiutare a ridurre l'affaticamento.

9. Exogenous Ketones: Possono fornire un elevato livello di chetoni nel sangue, favorendo l'adattamento alla Chetosi e fornendo energia durante i periodi di bassa assunzione di cibo.

Prima di iniziare a prendere integratori, è vitale consultare un medico o un nutrizionista. Non tutti potrebbero avere bisogno degli stessi integratori, e alcuni potrebbero avere controindicazioni o interazioni con farmaci. La chiave è individuare e integrare in modo mirato, basandosi sulle necessità personali e sui livelli nutrizionali.

Mantenere un equilibrio nutrizionale ottimale, attraverso un'alimentazione oculata e l'integrazione mirata, è fondamentale per sostenere il corpo e la mente mentre si segue una dieta chetogenica. Tuttavia, inizia sempre con una base di alimenti sani, ricchi di nutrienti, prima di considerare gli integratori come un complemento.

Dopo aver esaminato gli integratori e le sostanze utili che possono supportare il percorso chetogenico, nel capitolo successivo, ci concentreremo su come iniziare la giornata nel modo giusto. Nel prossimo punto, esploreremo le opzioni di colazione che possono fornire energia sostenuta, mantenere la sazietà e sostenere gli obiettivi della dieta chetogenica.

Capitolo 6: Ricette Chetogeniche per ogni pasto

6.1 Colazioni energetiche e sazianti

Iniziare la giornata con una colazione adeguata è fondamentale, in particolare quando si segue una dieta chetogenica. La giusta combinazione di macro e micronutrienti può fare la differenza tra sentirsi sazi e energizzati per ore o sentire il bisogno di uno snack a metà mattina. Una colazione chetogenica ideale dovrebbe contenere un buon equilibrio di proteine, grassi di alta qualità e fibre, garantendo al contempo un basso contenuto di carboidrati.

1. Uova in tutte le varianti: Le uova sono uno degli alimenti più versatili e nutrienti disponibili. Ricche di proteine, vitamine e minerali, offrono anche grassi di alta qualità. Che siano strapazzate, bollite, al tegamino o in una frittata, le uova sono un'ottima opzione per la colazione.

2. Smoothies a basso contenuto di carboidrati: Un frullato chetogenico può essere una soluzione rapida e nutriente per chi ha poco tempo la mattina. Ingredienti come avocado, latte di mandorle, semi di chia, cacao in polvere e olio MCT possono creare smoothies ricchi di nutrienti e sazianti.

3. Pancake chetogenici: Realizzati con farine a basso contenuto di carboidrati come la farina di mandorle o di cocco, questi pancake sono una deliziosa opzione per chi non vuole rinunciare al piacere di una colazione tradizionale. Servire con burro di alta qualità e bacche a basso contenuto di zucchero per un pasto completo.

4. Yogurt greco e muesli chetogenico: L'alta percentuale di grassi nell'yogurt greco lo rende adatto per la dieta chetogenica. Quando combinato con un muesli fatto in casa con noci, semi e cocco, diventa un pasto bilanciato e saziante.

5. Avocado ripieno: L'avocado è un superfood chetogenico grazie al suo alto contenuto di grassi buoni e fibre. Tagliato a metà e riempito con uova strapazzate, salmone affumicato o formaggio, può offrire una colazione sostanziosa in pochi minuti.

6. Porridge chetogenico: Anche senza avena, è possibile preparare un porridge caldo e cremoso utilizzando semi di chia, farina di cocco e latte di mandorle. Questo porridge può essere arricchito con noci, semi, bacche e dolcificato naturalmente con estratti come la stevia.

7. Bevande energetiche: Caffè e tè sono bevande consentite nella dieta chetogenica. L'aggiunta di grassi, come il burro o l'olio MCT, può trasformare queste bevande in potenti booster di energia chetogenica, noti anche come "bulletproof coffee" o "ketogenic tea".

È essenziale notare che la chiave per una colazione saziante e energetica non è solo ciò che si mangia, ma anche come si mangia. Consumare il pasto in un ambiente tranquillo, dedicando tempo alla masticazione e alla degustazione, può avere un impatto significativo sulla sazietà e sull'assorbimento dei nutrienti.

Dopo aver stabilito una solida base con una colazione energetica e saziante, il prossimo passo è garantire che il resto dei pasti della giornata siano altrettanto nutrizionalmente bilanciati. Nel prossimo punto, discuteremo come creare piatti principali che non solo si adattano ai parametri della dieta chetogenica, ma che sono anche deliziosi e soddisfacenti. Con la giusta pianificazione e preparazione, seguire una dieta chetogenica può diventare un'esperienza culinaria gratificante e sostenibile.

6.2 Pranzi e cene versatili

Seguire un regime chetogenico non significa rinunciare a pasti deliziosi e abbondanti. Anzi, con un po' di creatività, è possibile preparare pranzi e cene che soddisfano il palato e, contemporaneamente, rispettano le linee guida della dieta. Ecco alcune idee e suggerimenti per pranzi e cene versatili adatti a un regime chetogenico.

1. Zoodles e alternative alla pasta: Uno dei cibi che molti temono di perdere quando adottano una dieta chetogenica è la pasta. Tuttavia, esistono alternative gustose e a basso contenuto di carboidrati come gli zoodles (zucchine tagliate a forma di spaghetti) o spaghetti di zucca. Serviti con un sugo ricco di grassi, come il pesto o una carbonara chetogenica, offrono una soluzione perfetta per chi desidera una cena "all'italiana".

2. Insalate nutrienti: Le insalate possono andare ben oltre l'abbinamento tradizionale di lattuga, pomodoro e cetriolo. Aggiungendo ingredienti ricchi di proteine come pollo, tonno, uova o formaggi e combinando con grassi salutari come avocado, semi e noci, trasformerai una semplice insalata in un pasto completo.

3. Piatti unici in padella: Un'ottima strategia per ridurre i tempi di preparazione è optare per piatti unici. Soffriggere verdure a basso contenuto di carboidrati, carni e pesce in una padella con olii di alta qualità e aggiungere spezie per un pasto saziante e delizioso.

4. Carni grigliate e pesci: La carne e il pesce sono pilastri della dieta chetogenica. Quando vengono grigliati e serviti con contorni adatti, come verdure grigliate o purè di cavolfiore, diventano una soluzione gustosa per pranzi e cene.

5. Creme e zuppe: Le zuppe a base di verdure ricche di fibre e grassi, come la crema di avocado o la zuppa di funghi, possono essere riscaldanti e sazianti. Servite con crostini chetogenici o con un filo d'olio a crudo, rappresentano un'ottima opzione per i mesi più freddi.

6. Involtini e wrap: Utilizzando foglie di lattuga o cavolo come base, è possibile creare involtini ripieni di carne, pesce, formaggi e verdure. Sono una scelta pratica e versatile per un pranzo al sacco o una cena veloce.

7. Stufati e arrosti: I piatti a cottura lenta, come gli stufati o gli arrosti, sono ideali per chi desidera un pasto saporito senza dover passare ore in cucina. Ingredienti come carne, pesce, verdure e brodo possono essere combinati e cotti lentamente per sviluppare sapori profondi.

Ricordando sempre l'importanza di utilizzare ingredienti di alta qualità e di variare il più possibile, è possibile creare pranzi e cene chetogenici che non solo rispettano le linee guida della dieta, ma che soddisfano anche i palati più esigenti.

Dopo aver esplorato le numerose opzioni per pranzi e cene versatili, nel prossimo punto, 6.3 "Spuntini e antipasti", ci concentreremo su come preparare snack chetogenici deliziosi e nutrienti, perfetti per qualsiasi occasione. Dagli stuzzichini da condividere ai piccoli piaceri da gustare da soli, scoprirai che la dieta chetogenica offre una vasta gamma di opzioni anche per gli spuntini.

6.3 Spuntini e antipasti

La dieta chetogenica, pur essendo focalizzata sulla riduzione dei carboidrati, offre una vasta gamma di opzioni per spuntini e antipasti. Molti di questi possono diventare il punto forte di una cena tra amici o la scelta ideale per uno snack pomeridiano. Ecco una guida sugli spuntini e antipasti chetogenici che non solo rispettano le linee guida della dieta, ma sono anche deliziosi e soddisfano il palato.

1. Guacamole e bastoncini di verdura:

Il guacamole, fatto con avocado maturo, pomodoro, cipolla, coriandolo e succo di lime, è un antipasto perfetto ricco di grassi sani. Può essere accompagnato da bastoncini di verdura come cetrioli, peperoni e sedano per un'opzione a basso contenuto di carboidrati.

2. Olive marinate:

Ricche di grassi monoinsaturi, le olive sono uno snack salutare e saziante. Marinate in olio d'oliva con aglio, rosmarino e peperoncino, diventano un antipasto irresistibile.

3. Uova ripiene:

Un classico intramontabile, le uova sode ripiene di tuorlo mescolato con maionese, senape e spezie, sono uno spuntino proteico e gustoso.

4. Chips di formaggio:

Facili da preparare, basta distribuire piccole porzioni di formaggio grattugiato su una teglia e cuocere fino a che non diventano croccanti. Perfetti da soli o accompagnati da salse chetogeniche.

5. Polpette chetogeniche:

Combinando carne macinata, formaggio grattugiato, uova e spezie, si possono creare deliziose polpette da cuocere al forno. Servite con una salsa chetogenica, diventano un antipasto delizioso.

6. Cracker chetogenici:

Preparati con farine a basso contenuto di carboidrati come quella di mandorle o cocco, i cracker chetogenici possono essere arricchiti con semi e spezie per un sapore extra. Ideali con formaggio, guacamole o salumi.

7. Roll di salmone e avocado:

Fettine sottili di salmone affumicato avvolte attorno a strisce di avocado e condite con succo di limone e aneto. Uno spuntino fresco e ricco di Omega-3.

8. Hummus di cavolfiore:

Un'alternativa chetogenica al tradizionale hummus di ceci. Il cavolfiore cotto diventa la base, arricchito con tahini, aglio, limone e cumino.

9. Noci e semi tostati:

Ricchi di grassi e proteine, noci e semi tostati con un pizzico di sale o spezie sono perfetti per uno snack rapido e saziante.

10. Antipasto misto:

Un assortimento di salumi, formaggi, olive, e verdure sott'olio rappresenta un antipasto tradizionale che si adatta perfettamente alla dieta chetogenica.

Questi spuntini e antipasti sono solo l'inizio. L'importante è sempre considerare gli ingredienti e garantire un equilibrio tra grassi, proteine e carboidrati. Con un po' di creatività, è possibile trasformare ingredienti semplici in deliziosi spuntini chetogenici.

Dopo aver esplorato le opzioni per spuntini e antipasti, nel prossimo punto, ci concentreremo sulle bevande e sui frullati chetogenici, che rappresentano una componente essenziale per garantire idratazione e nutrizione durante la giornata in chiave chetogenica.

6.4 Bevande e frullati

Mentre intraprendiamo un percorso chetogenico, è essenziale non trascurare l'importanza delle bevande. Oltre a contribuire all'idratazione, le giuste bevande possono offrire nutrienti essenziali, dare energia, e addirittura aiutare a gestire il senso di fame. I frullati, in particolare, possono essere una fonte ricca di grassi buoni e proteine, fondamentali per mantenere uno stato di chetosi. Ecco alcune idee e suggerimenti per bevande e frullati adatti alla dieta chetogenica.

1. Acqua:
Sebbene possa sembrare ovvio, l'acqua resta la bevanda più importante. L'idratazione è fondamentale, specialmente durante i primi stadi della dieta chetogenica, quando è possibile sperimentare una maggiore perdita di liquidi.

2. Tè:
Sia il tè verde che quello nero offrono antiossidanti e altri benefici per la salute. Puoi bere il tè senza zuccheri o dolcificanti, o aggiungere un pizzico di stevia o eritritolo per dolcificare.

3. Caffè:

Il caffè è ammesso nella dieta chetogenica. Tuttavia, evita di aggiungere zucchero. Per un tocco chetogenico, prova il "caffè bulletproof", che contiene burro e olio di cocco, fornendo un boost di energia grassa al mattino.

4. Frullati proteici:

Un frullato a base di proteine, grassi sani come l'avocado o l'olio di cocco, e latte di mandorle o cocco (senza zuccheri aggiunti) può essere un pasto sostitutivo o uno snack saziante. Puoi anche aggiungere cacao in polvere senza zuccheri o spezie come la cannella per variare il sapore.

5. Acque aromatizzate:

Per un tocco rinfrescante, prova ad aromatizzare l'acqua con fette di limone, lime, cetriolo o menta. Queste varianti non solo offrono un sapore piacevole ma anche piccoli benefici nutrizionali.

6. Brodo d'ossa:

Ricco di minerali e collagene, il brodo d'ossa può aiutare a ristabilire l'equilibrio elettrolitico e a ridurre i sintomi della "flu chetogenica".

7. Latte di noci:

Latti come quello di mandorle, nocciola o cocco (senza zuccheri aggiunti) sono ottime alternative al latte tradizionale. Forniscono grassi sani e hanno un contenuto di carboidrati molto basso.

8. Kombucha:

Una bevanda fermentata ricca di probiotici, il kombucha può essere consumato con moderazione nella dieta chetogenica. Assicurati di scegliere versioni senza zuccheri aggiunti.

9. Frullato verde chetogenico:

Combina verdure a foglia verde come spinaci o cavolo con avocado, semi di chia, latte di mandorle e dolcificanti chetogenici per un frullato ricco di nutrienti.

10. Bevande alcoliche:

Se decidi di consumare alcol, opta per bevande con basso contenuto di carboidrati come il vino rosso secco, champagne o spiriti puri come gin, vodka o whiskey, consumandoli sempre con moderazione.

Ricorda, la chiave per il successo con le bevande nella dieta chetogenica è la moderazione e la consapevolezza degli ingredienti. Evita bevande zuccherate o bevande dietetiche industriali che possono contenere dolcificanti artificiali non ideali per la dieta chetogenica.

Dopo aver discusso delle bevande e frullati, nel prossimo capitolo, esploreremo le delizie dolci che potresti pensare di dover rinunciare in una dieta a basso contenuto di carboidrati, ma che, con alcune modifiche, possono diventare una parte deliziosa del tuo regime chetogenico.

6.5 Dolci e dessert chetogenici

Con l'adozione di una dieta chetogenica, potresti pensare che le delizie dolci debbano diventare un ricordo del passato. Invece, sarai lieto di sapere che ci sono numerosi modi per godere di dolci deliziosi che sono sia chetogenici che soddisfacenti. Gli ingredienti chiave e le sostituzioni intelligenti ti permetteranno di gustare dessert senza sensi di colpa e senza interrompere il tuo percorso chetogenico.

1. Dolcificanti chetogenici:
La prima cosa da considerare sono le alternative allo zucchero. Dolcificanti come stevia, eritritolo e xilitolo possono essere utilizzati in sostituzione dello zucchero nei dessert, offrendo dolcezza senza aggiungere carboidrati netti.

2. Farine a basso contenuto di carboidrati:
La farina di mandorle, la farina di cocco e la farina di lino sono ottime alternative alla farina di grano tradizionale. Offrono una consistenza deliziosa ai dolci e sono ricche di nutrienti.

3. Cioccolato fondente e cacao:

Il cioccolato con una percentuale di cacao del 70% o superiore è ricco di antiossidanti ed è una fonte di grassi sani. Il cacao in polvere senza zuccheri aggiunti è anch'esso una fantastica opzione per muffin, torte o biscotti.

4. Panna montata:

Una panna grassa, montata senza zucchero o con l'aggiunta di un dolcificante chetogenico, può essere il complemento perfetto per molti dessert chetogenici.

5. Gelati chetogenici:

Utilizzando ingredienti come il latte di cocco, dolcificanti chetogenici e aromi naturali, puoi preparare deliziosi gelati casalinghi senza l'alto contenuto di zucchero dei gelati tradizionali.

6. Muffin e pancakes:

Con la farina di mandorle o di cocco e uova come base, questi possono diventare rapidamente dei preferiti per la colazione o per uno snack.

7. Budino al chia:

I semi di chia sono incredibilmente nutrienti e possono assorbire liquidi, creando una consistenza simile a quella del budino. Mescola con latte di cocco o mandorle, cacao e un dolcificante chetogenico per un dessert semplice e nutriente.

8. Torta al formaggio chetogenica:

Utilizzando formaggi grassi come il mascarpone o il cream cheese, insieme a dolcificanti chetogenici e aromi come vaniglia o limone, puoi creare una torta al formaggio decadente e totalmente chetogenica.

9. Frutti di bosco:

Mentre molti frutti sono alti in carboidrati, i frutti di bosco come mirtilli, lamponi e fragoline di bosco possono essere goduti con moderazione. Servili con panna montata per un dessert semplice e delizioso.

10. Biscotti chetogenici:

Con una base di farina di mandorle, burro, dolcificanti chetogenici e aggiunte come noci o cioccolato fondente, i biscotti chetogenici possono soddisfare quella voglia di croccantezza e dolcezza.

In sintesi, sebbene l'adozione di una dieta chetogenica possa sembrare restrittiva inizialmente, con un po' di creatività e sperimentazione, scoprirai un mondo di dessert deliziosi che non solo soddisferanno le tue papille gustative ma anche le tue esigenze nutrizionali.

Il viaggio chetogenico, tuttavia, non è statico. Come tutte le diete e gli stili di vita, è probabile che nel tempo ci siano degli adattamenti da fare. Nel prossimo capitolo, esploreremo come il corpo e le esigenze possono cambiare e come è possibile adattare la dieta chetogenica per soddisfare queste nuove esigenze.

Capitolo 7: La Dieta Chetogenica nel Lungo Termine

7.1 Adattamenti e cambiamenti nel tempo

Una delle verità universali del benessere e della nutrizione è che non esiste una soluzione unica per tutti. Anche se inizi con un piano chetogenico che si adatta perfettamente alle tue esigenze attuali, con il passare del tempo, il tuo corpo, le tue abitudini e il tuo stile di vita potrebbero subire cambiamenti. La dieta chetogenica non è un percorso rigido, ma piuttosto un viaggio in evoluzione che richiede ascolto del proprio corpo e adeguamenti lungo la strada.

1. Ascolta il tuo corpo:

Il primo passo nell'adattare la dieta chetogenica ai cambiamenti nel tempo è prestare attenzione ai segnali del tuo corpo. Se inizi a sentirti affaticato, se noti variazioni nell'umore, o se non ottieni più i risultati desiderati, potrebbe essere il momento di valutare e apportare alcune modifiche.

2. Variazioni ormonali:

Le esigenze nutrizionali possono variare a causa di cambiamenti ormonali dovuti all'età, al sesso, allo stress e ad altri fattori. Ad esempio, le donne potrebbero dover adattare la loro dieta chetogenica durante il ciclo mestruale, la menopausa o la gravidanza.

3. Cambiamenti nella routine di esercizio:

Se intensifichi la tua routine di allenamento o inizi un nuovo tipo di esercizio, potresti aver bisogno di più energia. Questo potrebbe significare aumentare l'assunzione di grassi o, in alcuni casi, reintrodurre una quantità moderata di carboidrati.

4. Monitorare le funzioni metaboliche:

Col passare del tempo, è utile controllare regolarmente la funzione tiroidea, i livelli di insulina e altri indicatori metabolici. Questi dati possono fornire informazioni preziose su come il tuo corpo sta rispondendo alla dieta e indicare se sono necessari degli adattamenti.

5. Bilanciare l'intuito con la scienza:

Mentre ascoltare il proprio corpo è fondamentale, è anche utile rimanere aggiornati sulla ricerca e le nuove scoperte relative alla dieta chetogenica. La combinazione di intuito e conoscenza ti permetterà di fare scelte informate.

6. La flessibilità è chiave:

Non è raro che le persone modifichino la loro dieta chetogenica diventando, ad esempio, "ciclisti" dei carboidrati, dove vengono reintrodotti carboidrati in determinati giorni. Altri potrebbero trovare che una dieta low carb, ma non strettamente chetogenica, sia più sostenibile nel lungo termine.

7. Aspettative a lungo termine:

Mentre alcune persone trovano beneficio nel seguire una dieta chetogenica per tutta la vita, altre la utilizzano come uno strumento temporaneo per raggiungere determinati obiettivi di salute. Rifletti su ciò che desideri ottenere e su quanto tempo prevedi di mantenere uno stile di vita chetogenico.

La comprensione e l'adattamento ai cambiamenti nel tempo sono fondamentali per garantire il successo a lungo termine con la dieta chetogenica. Ma, se e quando decidi che è il momento di reintrodurre i carboidrati nella tua dieta, è essenziale farlo in modo intelligente e informato. Nel prossimo capitolo, esploreremo le strategie e le considerazioni per farlo nel modo più efficace e salutare possibile.

7.2 Quando e come reintrodurre i carboidrati

La dieta chetogenica ha dimostrato di offrire numerosi benefici, dalla perdita di peso alla gestione di alcune patologie croniche. Tuttavia, ci possono essere momenti nella tua avventura chetogenica in cui potresti desiderare o aver bisogno di reintrodurre i carboidrati nella tua alimentazione. La chiave è farlo in modo intelligente e metodico per mantenere i benefici ottenuti e prevenire sconvolgimenti al tuo sistema.

1. Riconosci i segnali del corpo:
Prima di tutto, ascolta il tuo corpo. Potresti sentire la necessità di reintrodurre i carboidrati se inizi a sperimentare affaticamento persistente, riduzione delle prestazioni atletiche o disturbi dell'umore, nonostante tu stia seguendo rigorosamente la dieta.

2. Reintroduzione graduale:
Se decidi di reintrodurre i carboidrati, fai un approccio graduale. Invece di tornare immediatamente a un'alta quantità, inizia con piccole porzioni. Questo aiuta il tuo corpo a riadattarsi senza provocare picchi eccessivi di insulina o sconvolgimenti digestivi.

3. Scegli carboidrati complessi:

Dai la priorità ai carboidrati complessi come quelli
contenuti in frutta, verdura, legumi e cereali integrali.
Questi alimenti sono ricchi di fibre, vitamine e minerali
e hanno un impatto più lento e regolato sulla glicemia
rispetto ai carboidrati raffinati.

4. Evita zuccheri e carboidrati raffinati:

Anche se stai reintroducendo i carboidrati, è meglio
evitare o limitare zuccheri aggiunti e cibi raffinati come
dolci, bibite e prodotti da forno. Questi possono
causare rapidi picchi di zucchero nel sangue e non
offrono benefici nutrizionali significativi.

5. Monitora la tua risposta:

Tieni traccia di come ti senti mentre reintroduci i
carboidrati. Se inizi a sperimentare effetti collaterali
indesiderati, come gonfiore, aumento di peso o
variazioni dell'umore, potresti aver bisogno di
apportare ulteriori modifiche.

6. Ascolta le tue esigenze individuali:

Mentre alcune persone potrebbero reintrodurre con
successo una quantità moderata di carboidrati e sentirsi
fantastiche, altre potrebbero scoprire di sentirsi meglio
mantenendo un apporto molto basso. La chiave è
personalizzare l'approccio in base alle tue esigenze
individuali.

7. Considera la "ciclizzazione" dei carboidrati:
Un approccio che molte persone trovano efficace è la "ciclizzazione" dei carboidrati, dove vengono consumate quantità maggiori di carboidrati in specifici giorni (ad es. intorno agli allenamenti) e quantità ridotte in altri giorni.

La reintroduzione dei carboidrati è una fase delicata nel percorso chetogenico e, come tale, richiede attenzione e riflessione. La scelta di quando e come farlo dipenderà daituoi obiettivi individuali, dalla tua salute e dalle tue preferenze.

Dopo aver navigato con successo nella reintroduzione dei carboidrati, il prossimo passo è comprendere come mantenere il peso e stabilizzare la tua nuova routine alimentare. Nel prossimo capitolo, esploreremo le strategie per garantire che i progressi realizzati con la dieta chetogenica siano duraturi e sostenibili nel tempo.

7.3 Manutenzione del peso e stabilità

Dopo aver aderito alla dieta chetogenica e aver raggiunto i tuoi obiettivi di peso o salute, potresti chiederti come mantenere i risultati ottenuti e assicurarti che il tuo corpo e la tua mente rimangano in equilibrio. La manutenzione del peso non è solo una questione di contare calorie o macro, ma coinvolge un approccio olistico che considera il tuo benessere generale.

1. Bilanciare l'apporto calorico:
Una volta raggiunto il peso desiderato, l'apporto calorico quotidiano dovrebbe corrispondere al dispendio energetico. Ciò significa bilanciare le calorie consumate con quelle bruciate. L'uso di un'applicazione o di un diario alimentare può aiutarti a monitorare le tue abitudini.

2. Mantieni una routine di esercizio fisico:
L'attività fisica regolare non solo aiuta a bruciare calorie ma stimola anche il metabolismo e aiuta a conservare la massa muscolare. Cerca attività che ti piacciono, in modo da poterle mantenere a lungo termine.

3. Riconoscimento delle abitudini:

Rifletti sulle abitudini alimentari che ti hanno portato al successo. Anche se potresti reintrodurre alcuni carboidrati, mantieni le pratiche sane che hai appreso, come mangiare cibi integrali, evitare zuccheri aggiunti e rimanere idratato.

4. Ascolta il tuo corpo:

È essenziale rimanere sintonizzati sui segnali del corpo. Se noti piccoli aumenti di peso, rifletti sulle tue abitudini recenti e apporta regolazioni se necessario.

5. Mantieni una mentalità aperta:

La manutenzione del peso potrebbe richiedere sperimentazione. Ciò che ha funzionato per la perdita di peso potrebbe non funzionare per la manutenzione. Sii disposto a adattarti e a modificare il tuo approccio se necessario.

6. Supporto e comunità:

Connettiti con altri che seguono un percorso simile. Le comunità online, i gruppi di supporto o gli amici possono fornire consigli, motivazione e comprensione quando ne hai bisogno.

7. Controlli regolari:
Considera l'idea di fissare controlli regolari con un nutrizionista o un medico per monitorare la tua salute e assicurarti di rimanere sulla giusta strada.

La manutenzione del peso e la stabilità non sono una destinazione, ma un viaggio continuo. Man mano che la tua vita cambia, potrebbero sorgere nuove sfide, ma con le giuste strategie e una mentalità resiliente, puoi navigare attraverso queste sfide e rimanere in salute e equilibrato.

Dopo aver affrontato l'importanza della manutenzione e della stabilità, è fondamentale considerare gli aspetti psicologici e sociali del mantenimento di uno stile di vita chetogenico. Nel prossimo capitolo, esploreremo come la dieta chetogenica si inserisce nel tessuto più ampio delle nostre vite sociali e come affrontare eventuali sfide o pressioni che potrebbero emergere.

7.4 Aspetti psicologici e sociali

Quando si parla di dieta, l'attenzione è spesso rivolta principalmente agli aspetti nutrizionali e fisiologici, trascurando gli effetti psicologici e sociali che un cambiamento del genere può comportare. Seguire un regime alimentare come la dieta chetogenica, che può differire notevolmente dalle abitudini alimentari tradizionali, può presentare sfide uniche dal punto di vista sociale e mentale.

1. Accettazione di sé e autostima:
Iniziare una dieta è spesso legato al desiderio di migliorare il proprio aspetto fisico. Tuttavia, è fondamentale che il desiderio di cambiamento nasca da un luogo di amore e accettazione di sé e non da pressioni esterne o da ideali irrealistici. L'approccio mentale con cui si inizia un percorso può determinarne il successo.

2. Pressione sociale:

Mangiare in maniera diversa dai propri amici e familiari può creare tensioni. Si può riscontrare incomprensione o critiche per la scelta di seguire una dieta chetogenica. È importante prepararsi a queste situazioni, cercando di informare le persone intorno o, se necessario, stabilire confini chiari riguardo alle proprie scelte alimentari.

3. Gestione delle tentazioni:

In un mondo in cui i carboidrati sono onnipresenti, resistere alle tentazioni può diventare una sfida psicologica. Trovare strategie per gestire queste tentazioni, come avere sempre a disposizione snack chetogenici o focalizzarsi sugli effetti benefici della dieta, può aiutare.

4. Sentirsi isolati:

È possibile che, in certi contesti, chi segue la dieta chetogenica si senta isolato. Unire le forze con altre persone che seguono lo stesso regime alimentare, sia online che nella vita reale, può offrire un importante supporto morale.

5. Aspettative vs realtà:

È fondamentale gestire le proprie aspettative. La dieta chetogenica può offrire numerosi benefici, ma non è una soluzione miracolosa. Mantenere una mentalità aperta e flessibile aiuterà a navigare i momenti di stallo o difficoltà.

6. Equilibrio tra socialità e dieta:

Parte del nostro tessuto sociale ruota attorno al cibo: cene fuori, feste, eventi. Imparare a navigare questi eventi senza compromettere i propri obiettivi alimentari o sentirsi esclusi è cruciale.

7. Ascolto del proprio corpo:

Oltre ai segnali di fame e sazietà, il corpo può dare segnali sul proprio benessere psicologico. Se la dieta sta causando stress o ansia eccessivi, potrebbe essere il momento di consultare un professionista o riconsiderare l'approccio.

Concludendo, mentre la dieta chetogenica può portare a notevoli cambiamenti fisici, è essenziale riconoscere e affrontare gli aspetti psicologici e sociali legati a questo percorso. Solo integrando corpo e mente si può sperare in un successo duraturo.

Entrando nel prossimo argomento, esamineremo come, armati di questa consapevolezza psicosociale, possiamo modellare la dieta chetogenica per adattarla meglio alle nostre esigenze individuali, garantendo che si adatti al nostro stile di vita e non viceversa.

7.5 Personalizzare la dieta chetogenica

Mentre la dieta chetogenica ha una struttura chiara in termini di proporzione di macronutrienti, è fondamentale ricordare che ogni individuo è unico. Personalizzare la dieta in base alle proprie esigenze, obiettivi e stile di vita è cruciale per il successo a lungo termine. Ecco alcune linee guida per aiutarti a fare proprio questo.

1. Conoscere il proprio corpo:
Prima di poter adattare la dieta, è essenziale conoscere le proprie esigenze caloriche, le eventuali intolleranze alimentari e il proprio metabolismo di base. Un nutrizionista può essere un alleato prezioso in questo percorso, aiutando a definire un piano alimentare personalizzato.

2. Stabilire obiettivi chiari:
Che tu voglia perdere peso, guadagnare massa muscolare o semplicemente mantenere, la tua dieta chetogenica dovrebbe riflettere questi obiettivi. Ad esempio, se l'obiettivo è la crescita muscolare, potresti aver bisogno di aumentare l'apporto proteico.

3. Ascoltare il proprio corpo:

Mentre la Chetosi può offrire benefici energetici, se ti senti continuamente stanco o debole potrebbe essere il momento di rivalutare l'apporto calorico o la proporzione di macronutrienti.

4. Modificare in base alla routine quotidiana:

Se hai una giornata particolarmente attiva o un intenso allenamento in programma, potresti aver bisogno di più energia. Anche se la dieta chetogenica è povera di carboidrati, piccole variazioni occasionali, come un aumento delle proteine o dei grassi in giorni particolarmente intensi, potrebbero essere utili.

5. Considerare supplementi e integratori:

In base alle proprie esigenze, potrebbe essere utile integrare con vitamine o minerali. Ad esempio, molti che seguono la dieta chetogenica trovano benefico integrare con sali minerali come il magnesio.

6. Variazione e flessibilità:

Mangiare gli stessi alimenti ogni giorno può diventare noioso. Esperimenta con nuove ricette chetogeniche e considera "giorni di ricarica" o pasti trappola occasionali se senti che possono aiutarti psicologicamente e non compromettono i tuoi progressi.

7. Monitorare e regolare:

Utilizza un diario alimentare o un'applicazione di monitoraggio per tener traccia di ciò che mangi. Se noti che non stai raggiungendo i tuoi obiettivi o non ti senti bene, questi strumenti possono aiutarti a identificare ciò che potrebbe aver bisogno di essere modificato nella tua dieta.

8. Integrare con l'attività fisica:

La dieta chetogenica, quando combinata con un regime di esercizio fisico, può offrire risultati ancora più significativi. Nel prossimo capitolo, parleremo dei "Benefici dell'esercizio in chetosi", esplorando come l'attività fisica si integri perfettamente con la dieta chetogenica e come poter massimizzare i risultati combinando l'alimentazione con l'esercizio.

Concludendo, la personalizzazione è la chiave del successo per qualsiasi dieta. La chetogenica non fa eccezione. Prenditi il tempo per sperimentare e scoprire ciò che funziona meglio per te, e sarai sulla buona strada per raggiungere i tuoi obiettivi di salute e benessere.

Capitoli 8: Esercizio Fisico e Dieta Chetogenica

8.1 Benefici dell'esercizio in chetosi

L'abbinamento di un regime di esercizio fisico con la dieta chetogenica può sembrare, a prima vista, una sfida. Molti temono che la riduzione dei carboidrati possa influire negativamente sulle prestazioni fisiche. Tuttavia, quando il corpo si adatta alla chetosi, si possono scoprire una serie di benefici sorprendenti dell'esercizio in questo stato metabolico. Andiamo ad esplorarli.

1. Energia sostenuta:

Uno dei principali vantaggi di essere in chetosi è l'accesso a una fonte costante di energia, i chetoni. Questi composti possono fornire energia stabile e sostenuta, eliminando gli alti e bassi spesso associati ai livelli di zucchero nel sangue. Ciò può tradursi in allenamenti più lunghi e costanti, senza i cali energetici.

2. Ossidazione dei grassi:

Essendo in chetosi, il corpo diventa efficiente nell'utilizzare i grassi come principale fonte di energia. Durante l'esercizio, ciò significa che il corpo può accedere e utilizzare le riserve di grasso corporeo molto più efficacemente, facilitando la perdita di peso e l'ottimizzazione della composizione corporea.

3. Riduzione dell'infiammazione:

La dieta chetogenica ha dimostrato di ridurre l'infiammazione sistemica. Quando combinato con l'esercizio, ciò può aiutare nella rapida guarigione post-allenamento e ridurre il rischio di infortuni.

4. Recupero migliorato:

Con una minore dipendenza dal glucosio e un maggiore utilizzo di chetoni, molte persone riportano un recupero post-allenamento più rapido e meno indolenzimento muscolare.

5. Maggiore resistenza:

Anche se la Chetosi può inizialmente ridurre la potenza esplosiva, molti atleti di resistenza scoprono che la loro capacità di eseguire esercizi a bassa intensità per lunghi periodi migliora notevolmente.

6. Clarity mentale durante l'esercizio:

I chetoni sono noti per la loro capacità di fornire energia al cervello. Ciò può tradursi in una maggiore chiarezza mentale durante l'attività fisica, consentendo una maggiore concentrazione, in particolare in sport e attività che richiedono precisione e focus.

7. Riduzione del fabbisogno di ossigeno:

Alcune ricerche suggeriscono che l'uso di chetoni come fonte di energia può ridurre la quantità di ossigeno richiesta durante l'esercizio, rendendo l'attività fisica più efficiente dal punto di vista energetico.

Mentre i benefici sopra elencati sono promettenti e possono offrire un vantaggio distintivo, è fondamentale capire come il corpo si adatta all'esercizio in uno stato di chetosi. Questo ci porta al nostro prossimo argomento, "Adattamenti e prestazioni fisiche". In questa sezione, esploreremo come il corpo si modifica e risponde all'allenamento mentre segue una dieta chetogenica, garantendo che tu possa sfruttare al massimo le tue prestazioni e la tua salute generale. Con la giusta preparazione e comprensione, combinare l'esercizio fisico con la dieta chetogenica può diventare una formula vincente per il benessere e l'ottimizzazione del corpo.

8.2 Adattamenti e prestazioni fisiche

Comprendere gli adattamenti e le prestazioni fisiche durante la dieta chetogenica non è solo una questione di curiosità; è fondamentale per chi desidera integrare efficacemente l'esercizio con questa dieta. Se, come abbiamo discusso in precedenza, la Chetosi porta a diversi benefici durante l'esercizio, è essenziale anche capire come il corpo si adatta a livello fisico e metabolico.

1. Adattamenti metabolici:
Durante la Chetosi, il tuo corpo passa da utilizzare il glucosio come principale fonte di energia all'uso dei chetoni derivati dai grassi. Questo processo richiede un certo periodo di adattamento, noto come "cheto-adattamento". Durante questo periodo, potresti notare una temporanea diminuzione delle prestazioni atletiche. Ma, con il tempo, il corpo diventa più efficiente nell'uso dei chetoni, e le prestazioni iniziano a migliorare, spesso superando i livelli iniziali.

2. Efficienza muscolare:

I muscoli iniziano a sviluppare una maggiore capacità di utilizzare i grassi come fonte di energia. Ciò risulta in una diminuzione del consumo di glicogeno muscolare durante l'attività fisica, ritardando l'insorgenza della fatica e permettendo allenamenti più lunghi e sostenuti.

3. Adattamenti cardiovascolari:

Studi hanno mostrato che l'allenamento in uno stato di chetosi può portare a miglioramenti nella funzione cardiovascolare. Questi benefici includono una maggiore vasodilatazione, che consente un miglior afflusso di sangue ai muscoli, e una maggiore ossigenazione.

4. Adattamenti ormonali:

L'esercizio combinato con la dieta chetogenica può influenzare la produzione di certi ormoni. Ad esempio, l'insulina, un ormone che regola il metabolismo dei carboidrati e dei grassi, tende ad avere livelli più bassi in chetosi, ottimizzando ulteriormente la combustione dei grassi. Allo stesso tempo, altri ormoni come il glucagone aumentano, sostenendo ulteriormente il metabolismo dei grassi.

5. Adattamento del sistema nervoso:

Il cervello si adatta all'uso di chetoni come fonte principale di energia, portando a una chiarezza mentale e a un focus migliorati, come menzionato in precedenza. Questo può avere effetti positivi sulle prestazioni atletiche, specialmente in sport che richiedono tempi di reazione rapidi e decisioni in frazioni di secondo.

6. Modifiche nella composizione corporea:

L'allenamento in chetosi può portare a una riduzione più significativa della massa grassa e a un aumento della massa magra rispetto all'allenamento con una dieta ricca di carboidrati. Questo può portare a miglioramenti nelle prestazioni atletiche, in particolare negli sport in cui il rapporto potenza/peso è cruciale.

Concludendo, l'adattamento all'esercizio fisico durante la dieta chetogenica è un processo dinamico e multifattoriale. Mentre il corpo attraversa fasi di adattamento, è essenziale essere pazienti e permettere a se stessi il tempo necessario per vedere i veri benefici. L'integrazione efficace di esercizio e dieta richiede comprensione e attenzione alle esigenze del proprio corpo.

Con questi adattamenti ben presenti in mente, come possiamo ottimizzare ulteriormente l'allenamento in chetosi? Il prossimo capitolo, fornirà suggerimenti preziosi su come massimizzare le prestazioni, la resistenza e la salute generale mentre ci si allena in uno stato di chetosi.

8.3 Consigli per l'allenamento

L'allenamento fisico in concomitanza con una dieta chetogenica può apportare numerosi vantaggi. Tuttavia, per ottenere i migliori risultati, è essenziale prestare attenzione ad alcuni suggerimenti specifici. Questi consigli ti aiuteranno a massimizzare le prestazioni, minimizzare il rischio di infortuni e sfruttare al meglio i benefici della Chetosi durante l'attività fisica.

1. Ascolta il tuo corpo:
Quando inizi a combinare la dieta chetogenica con l'allenamento, potresti riscontrare cambiamenti nelle tue energie e resistenza. Durante la fase di adattamento iniziale, è fondamentale ascoltare il tuo corpo. Se ti senti stanco o privo di energie, prenditi il tempo per recuperare. Una volta che il tuo corpo si è adattato completamente all'utilizzo dei chetoni come principale fonte di energia, noterai un miglioramento dell'energia e della resistenza.

2. Fase di riscaldamento:

Il riscaldamento è cruciale per preparare il corpo all'esercizio e ridurre il rischio di infortuni. In uno stato di chetosi, alcuni atleti riferiscono di aver bisogno di un riscaldamento più lungo per sentire i muscoli pronti e reattivi. Dedica almeno 10-15 minuti a un riscaldamento completo, concentrando l'attenzione sulle parti del corpo che saranno maggiormente coinvolte nell'allenamento.

3. Adeguata idratazione e elettroliti:

La Chetosi può portare a una maggiore diuresi, e con essa, una potenziale perdita di sali minerali come il sodio, il potassio e il magnesio. Durante l'allenamento, queste perdite possono accentuarsi. Assicurati di bere molta acqua e, se necessario, integra con bevande elettrolitiche senza zucchero per mantenere l'equilibrio idroelettrolitico.

4. Variazione dell'allenamento:

Combina diversi tipi di allenamento per ottenere i migliori risultati. La dieta chetogenica può essere particolarmente efficace quando abbinata all'allenamento a intervalli ad alta intensità (HIIT) o all'allenamento di resistenza. Varia la tua routine per stimolare diversi gruppi muscolari e ottenere benefici complessivi per la salute.

5. Periodizzazione dell'allenamento:

Anche se sei in chetosi, potresti beneficiare di una periodizzazione dell'allenamento. Ciò significa variare l'intensità e il volume dell'allenamento nel tempo. Questo approccio può aiutarti a superare i Plateau e continuare a vedere progressi nel tempo.

6. Post-allenamento e recupero:

Il recupero è fondamentale, soprattutto in chetosi. Dopo l'allenamento, prenditi il tempo per raffreddare il corpo e fare stretching. Considera anche l'integrazione di aminoacidi a catena ramificata (BCAA) per sostenere la rigenerazione muscolare, ma assicurati che siano compatibili con la dieta chetogenica.

7. Monitora la tua dieta:

Sebbene la dieta chetogenica limiti i carboidrati, potrebbe esserci un momento in cui un aumento moderato dei carboidrati possa essere benefico, specialmente attorno agli allenamenti intensi. Questo concetto, noto come "targeted ketogenic diet" (TKD), implica l'assunzione di carboidrati attorno all'allenamento per sostenere l'attività ad alta intensità.

Concludendo, la chiave per un allenamento efficace in chetosi è la personalizzazione e l'attenzione alle esigenze del tuo corpo. Mentre segui questi consigli, ricorda sempre di consultare un professionista del fitness o un medico per garantire che il tuo approccio all'allenamento sia sicuro ed efficace.

Ma cosa succede se, nonostante tutti gli sforzi, senti la necessità di un piccolo "boost" durante l'allenamento? Ecco dove gli integratori sportivi entrano in gioco. Nel prossimo capitolo, esploreremo come e quando utilizzare gli integratori per migliorare le prestazioni e sostenere il tuo stile di vita chetogenico

8.4 Integratori sportivi e chetogenica

Nel panorama dello sport e dell'allenamento, gli integratori sportivi rappresentano da tempo un prezioso alleato per chi vuole massimizzare le proprie prestazioni e favorire un recupero più veloce. Ma come si inseriscono questi prodotti nel contesto della dieta chetogenica? E quali sono i migliori da considerare? Approfondiamo questo aspetto.

1. Aminoacidi a catena ramificata (BCAA):
I BCAA, composti da leucina, isoleucina e valina, sono noti per sostenere la sintesi proteica e ridurre il catabolismo muscolare. Per chi segue una dieta chetogenica, è importante scegliere un integratore di BCAA senza zuccheri o carboidrati aggiunti, per non interrompere lo stato di chetosi.

2. Elettroliti:
Come accennato nel capitolo precedente, la Chetosi può causare una maggiore diuresi, portando a una perdita di elettroliti. Un integratore di elettroliti può aiutare a mantenere l'equilibrio, fornendo sodio, potassio e magnesio, essenziali per prevenire crampi e affaticamento durante gli allenamenti intensi.

3. Olio di MCT (trigliceridi a catena media):

Questo tipo di grasso si converte rapidamente in chetoni, fornendo un'energia immediata. L'olio di MCT può essere utilizzato prima dell'allenamento come fonte di energia rapida o dopo per sostenere la produzione di chetoni.

4. Beta-Alanina:

La beta-alanina può aiutare a migliorare la resistenza muscolare, riducendo l'acidità nei muscoli durante gli allenamenti ad alta intensità. In combinazione con una dieta chetogenica, può contribuire a prolungare la durata degli allenamenti e a ritardare la fatica.

5. Creatina:

La creatina è uno degli integratori più studiati e ha dimostrato di migliorare la forza e le prestazioni atletiche. Non contiene carboidrati e può essere integrata con sicurezza in una dieta chetogenica.

6. Glutammina:

Questo aminoacido può aiutare nella rigenerazione dei muscoli e sostenere il sistema immunitario. Inoltre, la glutammina può aiutare a mantenere l'integrità della barriera intestinale, che può essere sottoposta a stress durante l'allenamento intenso.

7. EAA (Aminoacidi Essenziali):

Simili ai BCAA, gli EAA forniscono tutti gli aminoacidi essenziali necessari per la sintesi proteica. Sono particolarmente utili per chi segue una dieta chetogenica e vuole garantire un adeguato apporto di aminoacidi senza aumentare eccessivamente l'assunzione di proteine.

8. Estratti erbali e antiossidanti:

Integratori come il tè verde, la curcumina e altri antiossidanti possono sostenere la funzione mitocondriale e fornire un'ulteriore protezione contro lo stress ossidativo durante l'allenamento.

Conclusione:

Gli integratori sportivi possono rappresentare un valido supporto per chi segue una dieta chetogenica, ma è fondamentale fare una scelta informata. È sempre consigliabile leggere le etichette, evitare integratori con zuccheri o carboidrati nascosti e consultare un professionista prima di iniziare qualsiasi supplementazione.

Dopo aver affrontato l'importanza degli integratori durante l'allenamento, nel prossimo capitolo, ci concentreremo su come garantire un efficace recupero muscolare e fisico post-esercizio, per tornare in forma al meglio e pronto per la prossima sessione di allenamento.

8.5 Recupero post-allenamento

Il recupero post-allenamento è una fase cruciale per chiunque pratichi sport o attività fisica, indipendentemente dall'intensità dell'esercizio. Il recupero è il momento in cui il corpo si rigenera, ripara i tessuti danneggiati e si rafforza. E in una dieta chetogenica, le strategie di recupero possono differire da quelle tradizionali, dato il diverso metabolismo energetico in gioco.

1. Nutrizione e recupero:
Nel contesto di una dieta chetogenica, i carboidrati non sono più la fonte primaria di energia. Tuttavia, dopo un allenamento intenso, i muscoli possono beneficiare di una rapida fonte di energia. Ecco dove entrano in gioco gli MCT (trigliceridi a catena media), che si trasformano rapidamente in chetoni, offrendo ai muscoli un'energia pronta all'uso. Un frullato post-allenamento con olio o polvere di MCT, unito a proteine di alta qualità, può aiutare a ripristinare le riserve energetiche e iniziare il processo di riparazione muscolare.

2. Idratazione e elettroliti:

Abbiamo già menzionato l'importanza degli elettroliti nella dieta chetogenica. Dopo l'allenamento, la necessità di reidratazione è ancora più accentuata. Consumare acqua arricchita con elettroliti, come sodio, potassio e magnesio, può prevenire crampi e accelerare il recupero.

3. Stretching e mobilità:

Dedicare del tempo allo stretching post-allenamento non solo aiuta a prevenire la rigidità e le contratture muscolari, ma migliora anche la circolazione, permettendo ai nutrienti di raggiungere i muscoli più efficacemente. Questo è fondamentale, specialmente quando il corpo si adatta a bruciare grassi e chetoni come fonte primaria di energia.

4. Riposo e sonno:

Il sonno è il periodo in cui il corpo compie la maggior parte delle sue funzioni rigenerative. Mantenere una routine di sonno regolare, garantendosi 7-9 ore di riposo ininterrotto, è essenziale per ottimizzare il recupero muscolare e sistemico.

5. Tecniche di recupero attivo:

Il recupero non significa necessariamente restare inattivi. Tecniche come camminate leggere, nuoto rilassante o sessioni di yoga possono effettivamente aiutare il corpo a recuperare più velocemente, migliorando la circolazione e riducendo le infiammazioni.

6. Massaggi e tecniche di rilassamento:

I massaggi sportivi e altre tecniche manuali possono aiutare a rilassare i muscoli tesi, migliorare la circolazione e ridurre il dolore post-allenamento. L'uso di rulli di schiuma o palline da massaggio può essere utilizzato anche a casa per autoprodursi un massaggio rilassante e terapeutico.

Conclusione:

Il recupero post-allenamento è una componente fondamentale del successo nello sport e nell'allenamento. Adottando le giuste strategie di recupero, si può garantire un ritorno rapido e efficiente all'attività, riducendo il rischio di infortuni e massimizzando i benefici dell'allenamento.

Passando al prossimo capitolo, esploreremo alcune delle sfide comuni che possono sorgere durante la transizione e l'adesione a una dieta chetogenica e come affrontarle per garantire un percorso di salute e benessere ottimale.

Capitolo 9: Rischi, Considerazioni e Soluzioni

9.1 Possibili effetti collaterali e come affrontarli

La dieta chetogenica, pur essendo estremamente efficace per molte persone, può comportare alcuni effetti collaterali, soprattutto nelle fasi iniziali di adattamento. È fondamentale comprendere questi effetti, perché possono variare in intensità da persona a persona. Di seguito esploreremo alcuni dei più comuni effetti collaterali e forniremo suggerimenti su come affrontarli.

1. La "Flu chetogenica":

Nelle prime fasi della dieta chetogenica, molte persone sperimentano sintomi simili all'influenza: affaticamento, mal di testa, irritabilità, difficoltà di concentrazione, vertigini e nausea. Questo fenomeno è spesso chiamato "flu chetogenica".

Come affrontarla: L'idratazione e il riequilibrio degli elettroliti (sodio, potassio, magnesio) possono essere di grande aiuto. Questi sintomi tendono a durare solo pochi giorni e possono essere attenuati garantendo un apporto adeguato di fluidi e sali minerali.

2. Stitichezza:

Il cambiamento nella dieta può causare stitichezza in alcune persone. Questo può essere dovuto a una ridotta assunzione di fibra o a un cambiamento nella flora intestinale.

Come affrontarla: Aumentare l'assunzione di vegetali a foglia verde e altre verdure a basso contenuto di carboidrati. Integrare con semi di chia o psillio può anche aiutare. L'acqua e l'esercizio fisico sono essenziali per mantenere la regolarità intestinale.

3. Alito cattivo:

Un sottoprodotto della produzione di chetoni è l'acetone, che può causare un alito dall'odore leggermente fruttato o metallico.

Come affrontarlo: Masticare gomme senza zucchero o utilizzare collutori può aiutare temporaneamente. Questo effetto collaterale tende a diminuire con il tempo, man mano che il corpo si adatta alla Chetosi.

4. Crampi muscolari:

I crampi possono derivare da uno squilibrio elettrolitico, in particolare da una carenza di magnesio.

Come affrontarli: Aumentare l'assunzione di alimenti ricchi di magnesio come frutta secca, semi, avocado e pesci grassi. Se necessario, considerare un integratore di magnesio.

5. Perdita di massa muscolare:

Alcune persone potrebbero notare una leggera perdita di massa muscolare nelle prime fasi della dieta.

Come affrontarla: Mantenere un adeguato apporto di proteine e continuare con l'allenamento di resistenza. Con il tempo, il corpo si adatterà e inizierà a conservare e costruire nuovamente la massa muscolare.

6. Palpitazioni e battito cardiaco accelerato:

Questo può essere legato all'equilibrio idro-elettrolitico.

Come affrontarlo: Ancora una volta, garantire una corretta idratazione e un adeguato apporto di elettroliti è fondamentale. Se i sintomi persistono o sono preoccupanti, consultare un medico.

Conclusione:

È fondamentale notare che mentre questi effetti collaterali sono comuni, tendono a essere temporanei e gestibili. Con una comprensione adeguata e un approccio proattivo, la transizione verso uno stile di vita chetogenico può diventare più fluida e sostenibile.

Nel prossimo capitolo, ci concentreremo sulla dieta chetogenica per gruppi specifici. Affronteremo le sfide e le raccomandazioni per donne in gravidanza, fornendo una panoramica chiara di come la chetogenica possa influenzare e integrarsi in queste situazioni particolari.

9.2 La dieta chetogenica per gruppi specifici (es. donne in gravidanza)

La dieta chetogenica ha dimostrato di avere benefici per molte persone, ma quando si tratta di gruppi specifici, come le donne in gravidanza, è fondamentale considerare attentamente le sue implicazioni. La gravidanza è un periodo delicato in cui le esigenze nutrizionali cambiano e hanno un impatto diretto sulla salute del feto e della madre. Vediamo come la dieta chetogenica si adatta a questo contesto particolare e quali precauzioni prendere.

Donne in gravidanza:
Durante la gravidanza, le esigenze caloriche e nutritive aumentano. Il corpo della madre fornisce tutti i nutrienti necessari per lo sviluppo del feto, e una dieta equilibrata è essenziale. Mentre la dieta chetogenica può fornire numerosi benefici in termini di controllo del peso e della glicemia, è essenziale considerare i seguenti aspetti:

Assunzione di nutrienti: Durante la gravidanza, è fondamentale garantire un'adeguata assunzione di vitamine e minerali. Sebbene la dieta chetogenica incoraggi il consumo di alimenti nutrienti, la restrizione dei carboidrati potrebbe limitare l'assunzione di alcuni alimenti ricchi di nutrienti essenziali come la frutta.

Calorie: La restrizione calorica non è consigliata durante la gravidanza. Una dieta chetogenica deve essere adattata per garantire che la madre riceva abbastanza calorie per sostenere il crescente fabbisogno energetico.

Salute del feto: Non ci sono studi conclusivi sull'impatto della chetosi materna sullo sviluppo del feto. Tuttavia, è essenziale monitorare regolarmente lo sviluppo fetale e discutere qualsiasi cambiamento dietetico con un medico o un dietista specializzato.

Raccomandazioni per le donne in gravidanza:

Consultazione: Prima di iniziare o continuare una dieta chetogenica durante la gravidanza, è essenziale consultare un medico o un dietologo.

Monitoraggio: Mantenere controlli regolari per monitorare lo sviluppo del feto e la salute della madre.

Integrazione: Considerare l'integrazione di vitamine e minerali essenziali per garantire che sia la madre sia il bambino ricevano tutti i nutrienti necessari.

Ascolta il tuo corpo: Durante la gravidanza, il corpo può avere esigenze specifiche o desideri alimentari. È importante ascoltarlo e adattare la dieta di conseguenza.

Altri gruppi specifici:

Oltre alle donne in gravidanza, ci sono altri gruppi che potrebbero aver bisogno di considerazioni particolari quando si segue una dieta chetogenica, come gli anziani, gli atleti, e coloro con determinate condizioni mediche. Mentre esploriamo queste categorie più avanti nel libro, è fondamentale ricordare che la personalizzazione è la chiave. La dieta chetogenica, come qualsiasi altro regime alimentare, deve essere adattata alle esigenze individuali.

Concludendo, mentre la dieta chetogenica può offrire benefici significativi, la sua applicazione a gruppi specifici, in particolare le donne in gravidanza, richiede cautela e supervisione. Nei capitoli successivi, esploreremo come monitorare la salute mentre si segue la dieta chetogenica, in particolare attraverso test e analisi, garantendo così il benessere a lungo termine. La salute è una responsabilità condivisa tra l'individuo e i professionisti sanitari, ed è essenziale mantenere un dialogo aperto e informato.

9.3 Monitorare la salute: test e analisi

Seguire la dieta chetogenica comporta una trasformazione significativa nella modalità con cui ci alimentiamo, e pertanto è fondamentale monitorare attentamente la salute per assicurarsi che il corpo stia rispondendo positivamente. Avere una visione chiara dei marker biologici e dei cambiamenti fisici ti permetterà di apportare le necessarie modifiche e di continuare a godere dei benefici del regime chetogenico con sicurezza.

1. Test di chetosi:

Il primo e più ovvio indicatore che stai seguendo correttamente la dieta chetogenica è la presenza di corpi chetonici nel tuo sistema. Ci sono diversi metodi per testare i livelli di chetoni:

Strisce reattive per urine: Sono facili da usare e ti daranno una rapida indicazione della presenza di chetoni. Tuttavia, non sono sempre accurati, soprattutto se sei in chetosi da un lungo periodo.

Misuratori di sangue: Forniscono una misura molto più precisa dei livelli di chetoni, ma richiedono una piccola puntura sul dito.

Misuratori di chetoni nel respiro: Questi dispositivi misurano i livelli di acetone, un tipo di chetone, nel tuo respiro.

2. Analisi del sangue:

Un'analisi del sangue completa è un ottimo modo per avere una panoramica completa della tua salute. Elementi come il profilo lipidico, la glicemia, i livelli di vitamine e minerali, la funzione renale e epatica sono fondamentali per monitorare.

Profilo lipidico: Mentre molti trovano un miglioramento nei loro livelli di colesterolo seguendo una dieta chetogenica, è importante monitorarlo regolarmente.

Glicemia: Monitorare i livelli di zucchero nel sangue ti aiuterà a garantire che tu stia mantenendo una glicemia stabile.

3. Monitoraggio della pressione sanguigna:
Alcune persone riscontrano una riduzione della pressione sanguigna quando passano a una dieta chetogenica, ma è essenziale tenerla sotto controllo, specialmente se assumi farmaci antiipertensivi.

4. Monitoraggio del peso e composizione corporea:
Mentre la perdita di peso può essere un obiettivo per molti che seguono la dieta chetogenica, è fondamentale concentrarsi anche sulla composizione corporea. L'uso di bilance che misurano la percentuale di grasso corporeo o l'impedenza bioelettrica può offrire una visione più chiara dei tuoi progressi rispetto al solo peso.

5. Valutazione nutrizionale:
Data la natura restrittiva della dieta chetogenica, può essere utile sottoporsi a una valutazione nutrizionale per assicurarsi di ricevere tutti i micronutrienti necessari.

6. Ascolta il tuo corpo:
Oltre ai test e alle analisi, è fondamentale prestare attenzione a come ti senti. Aspetti come l'energia, la chiarezza mentale, la qualità del sonno e la digestione possono fornire importanti indicazioni sulla tua salute complessiva.

Mentre ti dedichi al percorso chetogenico, potresti riscontrare opinioni e critiche esterne riguardo alla tua scelta. Nel prossimo capitolo, discuteremo su come affrontare queste critiche e mantenere la fiducia nella tua decisione di adottare la dieta chetogenica, riconoscendo l'importanza del monitoraggio attento per validare la tua esperienza e i benefici che ne derivano.

9.4 Affrontare critiche e opinioni esterne

Abbracciare una dieta chetogenica spesso significa fare una scelta controcorrente. Viviamo in un mondo in cui le informazioni abbondano e le opinioni su cosa sia "salutare" possono variare ampiamente. Non appena inizi a condividere con gli altri la tua decisione di seguire una dieta chetogenica, è probabile che tu riceva una serie di reazioni, dalle più curiose alle più critiche. Come puoi affrontare e navigare tra queste reazioni?

1. Educazione e informazione:
La prima arma contro la disinformazione è l'educazione. Dedica del tempo a imparare non solo le basi della dieta chetogenica, ma anche le ricerche scientifiche che la sostengono. Quando sei ben informato, sei meglio attrezzato per rispondere in modo calmo e informativo alle domande o alle critiche.

2. Non prendere le cose sul personale:
Ricorda che le opinioni delle persone sono spesso
basate sulle loro esperienze personali, su ciò che hanno
sentito o letto, o su credenze profondamente radicate.
Non stanno necessariamente giudicando te come
individuo, ma piuttosto esprimendo una
preoccupazione o una percezione legata alla dieta.

3. Stabilisci confini chiari:
Non sei obbligato a giustificare o difendere la tua scelta
alimentare a chiunque ti chieda. Puoi educatamente
cambiare argomento o semplicemente dire che sta
funzionando per te e che hai fatto le tue ricerche.

4. Crea una rete di supporto:
Unirti a gruppi o forum online di persone che seguono
una dieta chetogenica può fornirti supporto, risorse e
consigli. Essere parte di una comunità ti farà sentire
meno isolato e ti darà una prospettiva più ampia su
come altre persone affrontano le sfide simili.

5. Riconosci e affronta le tue insicurezze:

Se scopri di sentirti particolarmente colpito o difensivo riguardo alle critiche, potrebbe essere utile riflettere sul perché. È possibile che ci siano insicurezze o dubbi nascosti che devi affrontare? Riconoscere queste emozioni ti aiuterà a rispondere in modo più equilibrato.

6. Mantieni la prospettiva:

La dieta chetogenica è solo una parte del tuo viaggio di salute. È uno strumento che hai scelto di utilizzare. Non devi convincere gli altri che è giusto; devi solo fare ciò che funziona per te.

7. Cerca storie di successo:

Le testimonianze di persone che hanno avuto successo con la dieta chetogenica possono essere sia fonte di ispirazione sia una prova tangibile che può essere condivisa con i critici.

In conclusione, mentre è importante ascoltare le preoccupazioni dei nostri cari e considerare le opinioni esterne, la tua salute e il tuo benessere sono personali e unici. Se hai dubbi o preoccupazioni, o se le critiche iniziano a pesarti, può essere il momento giusto per consultare un esperto o un medico. Questo ti aiuterà a garantire che la dieta chetogenica sia sicura e adatta a te, come esploreremo nel prossimo punto.

9.5 Quando consultare un esperto o un medico

Adottare qualsiasi cambiamento significativo nella propria dieta o stile di vita dovrebbe sempre essere una decisione ponderata, e la dieta chetogenica non fa eccezione. Anche se molte persone hanno sperimentato benefici tangibili da questa dieta, è essenziale riconoscere quando e perché consultare un professionista.

1. Prima di iniziare la dieta:
Prima di iniziare qualsiasi dieta, in particolare una come la chetogenica che prevede un notevole cambiamento nelle abitudini alimentari, è essenziale consultare un medico o un nutrizionista. Loro possono offrire una valutazione dettagliata e consigliarti sulla fattibilità della dieta rispetto al tuo stato di salute attuale, eventuali malattie preesistenti, e i tuoi obiettivi a lungo termine.

2. Se hai condizioni mediche preesistenti:
Alcune condizioni, come il diabete, le malattie renali o certe condizioni cardiache, possono richiedere un'attenzione particolare quando si segue una dieta chetogenica. In questi casi, una supervisione medica regolare è fondamentale.

3. Durante fasi di vita particolari:

Se sei incinta, allatti, o stai attraversando altre fasi di vita che possono avere impatti fisiologici significativi, come la menopausa, è fondamentale discutere con un medico o un nutrizionista le implicazioni della dieta chetogenica.

4. Se sperimenti effetti collaterali persistenti:

Mentre la "keto flu" o altri effetti collaterali lievi possono essere comuni nelle prime fasi, sintomi persistenti o gravi sono segnali che qualcosa potrebbe non andare bene. Questi possono includere malessere prolungato, crampi, problemi digestivi persistenti, o qualsiasi altro sintomo che ti preoccupi.

5. Se non vedi risultati o sei insoddisfatto:

Se hai seguito la dieta chetogenica fedelmente e non stai vedendo i risultati sperati o ti senti insoddisfatto, potrebbe essere il momento di consultare un nutrizionista. Questi professionisti possono aiutarti a regolare la tua dieta, suggerendo modifiche o adattamenti che potrebbero essere benefici.

6. Prima di reintrodurre significativamente i carboidrati:

Se decidi di terminare la dieta chetogenica e reintrodurre i carboidrati in modo significativo, fare un check-up medico può essere utile per garantire una transizione fluida e salutare.

7. Se senti pressioni esterne o confusione:

Navigare attraverso critiche e opinioni diverse può essere travolgente. Se inizi a sentirti incerto riguardo alla tua scelta di seguire la dieta chetogenica, parla con un professionista. Questi esperti possono fornirti una visione chiara e basata su prove scientifiche, aiutandoti a prendere decisioni informate.

In conclusione, la salute e il benessere sono incredibilmente personali. Anche se informarsi autonomamente è potente e incoraggiante, riconoscere quando cercare la guida di un esperto è altrettanto cruciale. La dieta chetogenica, come qualsiasi altro regime alimentare, può avere diverse implicazioni per ciascuna persona. Pertanto, assicurarsi di avere il supporto e i consigli di un professionista può fare una significativa differenza nel tuo viaggio di salute.

Nel prossimo capitolo, approfondiremo ulteriormente il potere trasformativo della dieta chetogenica.

Capitolo 10: Conclusioni e Prospettive Future

10.1 Le testimonianze di successo

Le storie di chi ha trionfato, di chi ha superato ostacoli e raggiunto obiettivi che sembravano irraggiungibili, sono una fonte inesauribile di ispirazione. Quando parliamo della dieta chetogenica, le testimonianze di successo sono molteplici e variegate, dimostrando l'efficacia e l'adattabilità di questa scelta alimentare. Di seguito, esploreremo alcune di queste storie che mostrano come la chetogenica ha cambiato la vita di molte persone.

1. Marco - Superare il plateau di dimagrimento:
Dopo anni di diete yo-yo e fallimenti, Marco era scettico
riguardo all'efficacia della dieta chetogenica. Tuttavia,
dopo soli tre mesi, aveva perso oltre 15 kg, superando
un plateau di peso che lo aveva tormentato per anni.
Più di ogni altra cosa, Marco si è detto sorpreso dalla
sensazione di sazietà e dall'energia costante che ha
sperimentato, rendendo il percorso verso un peso
salutare molto meno tortuoso.

2. Francesca - Gestire l'epilessia:
Non tutte le storie di successo riguardano la perdita di
peso. Francesca, che soffre di epilessia da quando era
bambina, ha scoperto che la dieta chetogenica poteva
aiutarla a ridurre la frequenza e la gravità delle sue crisi.
Con la guida di un team medico, ha adottato un regime
chetogenico che ha portato a una notevole riduzione
delle sue crisi, migliorando in modo significativo la sua
qualità di vita.

3. Roberto e Laura - Una sfida di coppia:

Decidere di intraprendere un percorso di salute come coppia può essere un'esperienza rafforzante. Roberto e Laura, entrambi con l'obiettivo di migliorare la loro salute e forma fisica, hanno adottato la dieta chetogenica insieme. Attraverso alti e bassi, hanno sostenuto a vicenda, trovando nuove ricette, sperimentando insieme e condividendo i successi. A un anno dall'inizio, non solo avevano raggiunto i loro obiettivi di peso, ma avevano anche scoperto una nuova passione per la cucina e un legame rinnovato tra di loro.

4. Silvia - Ritrovare l'energia:

Mentre molti si avvicinano alla chetogenica per perdere peso, Silvia cercava un modo per combattere la sua persistente stanchezza e mancanza di energia. Dopo aver letto sulla capacità della dieta di migliorare la chiarezza mentale e l'energia, ha deciso di provarla. Oltre a notare un miglioramento nella sua concentrazione, Silvia ha riferito di sentirsi più energica e vitale, permettendole di godersi appieno le attività quotidiane senza sentirsi costantemente esausta.

Queste sono solo alcune delle innumerevoli storie di successo legate alla dieta chetogenica. Ciò che tutte queste storie hanno in comune è la dimostrazione che, con impegno, conoscenza e il giusto supporto, la dieta chetogenica può offrire risultati tangibili, sia che si tratti di obiettivi di perdita di peso, gestione di condizioni mediche, o semplicemente miglioramento della qualità della vita.

Tuttavia, è essenziale ricordare che ogni individuo è unico. Quello che ha funzionato per una persona potrebbe non funzionare per un'altra. Ecco perché, oltre alle testimonianze, è fondamentale stare al passo con "La ricerca attuale e le tendenze future", che esploreremo nel punto 10.2. Attraverso una comprensione scientifica e aggiornata, possiamo navigare nel mondo della chetogenica con sicurezza e consapevolezza.

10.2 La ricerca attuale e le tendenze future

In un mondo in cui la scienza dell'alimentazione si evolve rapidamente, la dieta chetogenica, seppur antica nelle sue origini, ha guadagnato notorietà e interesse crescente negli ultimi anni. Questo crescente interesse si riflette anche nell'ambito della ricerca scientifica. Di seguito, vedremo alcuni degli sviluppi recenti nella ricerca sulla dieta chetogenica e le possibili tendenze future.

1. Oltre la perdita di peso:
Mentre la perdita di peso è spesso la ragione principale per cui molte persone adottano la dieta chetogenica, la ricerca sta mostrando una serie di altri benefici potenziali. Alcuni studi suggeriscono che la chetogenica possa avere effetti benefici sul cervello, in particolare nella gestione di condizioni neurologiche come l'epilessia, Alzheimer e Parkinson. La ricerca sta anche esaminando come la dieta possa influenzare la salute cardiovascolare, l'infiammazione e la resistenza all'insulina.

2. Micronutrienti e chetogenica:

Una tendenza emergente nella ricerca è l'interesse per l'equilibrio dei micronutrienti nella dieta chetogenica. Se è vero che focalizzarsi sui macronutrienti è fondamentale in una dieta cheto, comprendere l'apporto e il bilanciamento di vitamine e minerali è essenziale per garantire una dieta equilibrata e salutare.

3. Adattabilità metabolica:

Un altro campo di studio attuale riguarda come il corpo si adatta alla dieta chetogenica nel tempo. La comprensione dei meccanismi attraverso i quali il metabolismo cambia e si adatta può offrire intuizioni su come ottimizzare la dieta per diversi individui e c ondizioni.

4. La chetogenica e la salute intestinale:

Il microbioma intestinale, ovvero l'insieme di microorganismi che vivono nel nostro intestino, sta ricevendo sempre più attenzione nella ricerca medica. Alcuni studi iniziali suggeriscono che la dieta chetogenica possa influenzare positivamente la salute intestinale, modificando la composizione del microbioma in modi che possono essere benefici.

5. Personalizzazione della dieta chetogenica:
Con la crescente comprensione della genetica e della biologia molecolare, una tendenza emergente è la personalizzazione della dieta. In futuro, potremmo vedere regimi chetogenici specifici per il singolo individuo, basati sul proprio profilo genetico, necessità metaboliche e obiettivi di salute.

Le tendenze future:
Mentre la ricerca continua a evolversi, possiamo prevedere un futuro in cui la dieta chetogenica sarà ulteriormente personalizzata, ottimizzata e adattata alle esigenze specifiche di ogni individuo. Inoltre, è probabile che emergano nuovi protocolli e integratori specifici per massimizzare i benefici della dieta.

In sintesi, la dieta chetogenica, come qualsiasi altro regime alimentare, beneficia enormemente dagli approfondimenti offerti dalla ricerca scientifica. Questa ricerca non solo valida ciò che sappiamo, ma apre anche nuove porte e opportunità per ottimizzare la salute e il benessere attraverso l'alimentazione.

Tuttavia, è importante notare che mentre la scienza dell'alimentazione offre dati e informazioni preziose, la decisione di adottare qualsiasi dieta, incluso il cheto, è in definitiva una scelta personale e un viaggio individuale. In questo viaggio, come vedremo nel prossimo punto, la dieta chetogenica può diventare non solo una semplice dieta, ma un vero e proprio "stile di vita", adattandosi alle esigenze, obiettivi e aspirazioni di ciascuno.

10.3 La dieta chetogenica come stile di vita

Quando la maggior parte delle persone inizia a esplorare la dieta chetogenica, spesso è guidata da un obiettivo specifico: perdere peso, migliorare l'energia, o gestire una condizione di salute. Tuttavia, molte di queste persone scoprono che la dieta chetogenica può offrire molto di più che una semplice strategia dietetica. Può, infatti, diventare un vero e proprio stile di vita.

1. Oltre la dieta: un nuovo rapporto con il cibo
La dieta chetogenica richiede un approccio consapevole all'alimentazione. I segreti del suo successo risiedono non solo nella scelta dei cibi giusti, ma anche nel riconoscere e ascoltare il proprio corpo. Questa consapevolezza porta a un nuovo rapporto con il cibo, dove mangiare diventa un'azione intenzionale, attenta e nutritiva, piuttosto che una semplice risposta a una fame impulsiva o emotiva.

2. Energia sostenuta e benessere mentale

Molti adepti della dieta chetogenica segnalano un senso di energia costante durante la giornata, riduzione delle oscillazioni dell'umore e una maggiore chiarezza mentale. Questi benefici possono trasformarsi in un generale senso di benessere e in una maggiore produttività, influenzando positivamente la routine quotidiana e le relazioni personali.

3. Riti e abitudini quotidiane

Incorporare la dieta chetogenica nella propria vita spesso significa sviluppare nuovi riti e abitudini. Questo può includere la preparazione di pasti chetogenici, la lettura delle etichette alimentari quando si fa la spesa, e la ricerca di nuove ricette o alimenti compatibili con il cheto. Questi rituali possono diventare momenti di gioia, di sperimentazione e di connessione con il cibo e con se stessi.

4. Una comunità di sostegno

Con la crescente popolarità della dieta chetogenica, molti hanno scoperto la forza e il sostegno che proviene dal far parte di una comunità. Gruppi online, forum, seminari e eventi dedicati alla dieta chetogenica offrono opportunità per scambiare esperienze, consigli e motivazione. Questa comunità può diventare una risorsa preziosa, specialmente nei momenti di sfida o incertezza.

5. Una visione olistica della salute

Adottare la dieta chetogenica come stile di vita spesso porta a una maggiore attenzione alla salute in generale. Oltre all'alimentazione, possono emergere interessi verso l'esercizio fisico, la meditazione, il sonno di qualità e altre pratiche che supportano il benessere generale. La dieta chetogenica, quindi, può diventare il trampolino di lancio per un viaggio di salute e benessere più ampio.

In conclusione, mentre la dieta chetogenica può iniziare come un percorso per raggiungere obiettivi specifici, può evolvere in un profondo cambiamento nello stile di vita. Questo cambiamento non riguarda solo ciò che mettiamo nel nostro piatto, ma anche come ci relazioniamo a noi stessi, al nostro corpo e al mondo intorno a noi.

Nel prossimo capitolo, Isabella Moro, esperta nel campo, condividerà le sue riflessioni e i suoi consigli finali, arricchendo il nostro viaggio nel mondo della dieta chetogenica con la sua esperienza e saggezza. Attraverso le sue parole, potremo ulteriormente approfondire e personalizzare la nostra comprensione e applicazione di questa dieta come stile di vita.

10.4 Riflessioni e consigli finali da Isabella Moro

Isabella Moro, un'esperta riconosciuta nel campo della dieta chetogenica, conclude questo libro con alcune riflessioni e consigli che sottolineano l'importanza di adottare un approccio olistico e bilanciato. Isabella sottolinea l'importanza di comprendere la dieta chetogenica non solo come un regime alimentare, ma come un viaggio di scoperta e trasformazione personale.

1. Ascolta il Tuo Corpo
Isabella enfatizza l'importanza di ascoltare il proprio corpo e le sue risposte ai cambiamenti alimentari. Ogni individuo è unico, e ciò che funziona per uno, potrebbe non funzionare per un altro. Isabella consiglia di tenere un diario alimentare, annotare sensazioni, energie e stati d'animo, per comprendere meglio quali alimenti siano più adatti al proprio organismo.

2. Flessibilità e Bilancio

Isabella parla dell'importanza della flessibilità. La dieta chetogenica può essere altamente personalizzabile, e trovare il giusto equilibrio tra carboidrati, proteine e grassi è fondamentale per il successo a lungo termine. La rigidità potrebbe portare a frustrazione e abbandono del percorso; pertanto, essere indulgenti con se stessi è fondamentale.

3. Attività Fisica e Relax

Un altro consiglio di Isabella è incorporare regolarmente l'attività fisica e i momenti di relax nella routine quotidiana. L'esercizio fisico non solo accelera il processo di chetosi, ma offre numerosi benefici per la salute mentale e fisica. I momenti di relax e meditazione possono, invece, aiutare a gestire lo stress e mantenere un equilibrio emotivo.

4. Educazione e Conoscenza

Isabella sottolinea anche l'importanza di acquisire conoscenze sulla dieta chetogenica e sul proprio corpo. Leggere, partecipare a seminari, e conversare con esperti del settore possono fornire insight preziosi e consentire di prendere decisioni informate riguardo la propria salute e benessere.

5. Community e Condivisione

Partecipare a gruppi e community può offrire supporto e motivazione. La condivisione di esperienze, successi e sfide con altri che stanno percorrendo lo stesso cammino può essere arricchente e ispiratore. Isabella raccomanda di cercare gruppi e forum online, o eventi locali dedicati alla dieta chetogenica.

Isabella Moro Conclude le sue riflessioni ricordando che la dieta chetogenica è un percorso che va oltre il semplice conteggio dei macronutrienti; è un viaggio di auto-scoperta e benessere che richiede impegno, consapevolezza e amore per se stessi. Sottolinea che i benefici possono essere straordinari, ma è essenziale adottare un approccio equilibrato e sostenibile per godere di un successo duraturo.

Nei punti successivi del libro, verranno fornite risorse e letture consigliate per chi desidera approfondire ulteriormente la conoscenza della dieta chetogenica e dei suoi molteplici aspetti, permettendo a ognuno di arricchire il proprio percorso con nuove prospettive e strumenti utili.

10.5 Risorse e letture consigliate per approfondire

La dieta chetogenica, come qualsiasi altro percorso di benessere e salute, è arricchita e supportata da una vasta gamma di risorse e letture. Di seguito, proponiamo una selezione curata di risorse e testi per coloro che desiderano approfondire ulteriormente la conoscenza della dieta chetogenica, delle sue sfaccettature e dei benefici associati.

1. Libri Fondamentali

La dieta chetogenica completa di Elisa Rossi: Questo libro offre una panoramica completa della dieta chetogenica, dalle basi scientifiche alle ricette pratiche.

Il potere del cervello chetogenico di Dr. David Perlmutter: Questo testo esplora i benefici della Chetosi sul cervello e sulle funzioni cognitive, offrendo una prospettiva unica sull'argomento.

2. Riviste e Pubblicazioni Scientifiche

Riviste come Nutrition & Metabolism e The American Journal of Clinical Nutrition pubblicano regolarmente studi e ricerche sulla dieta chetogenica e sulla nutrizione in generale. Queste riviste sono fondamentali per chi desidera rimanere aggiornato sulle ultime scoperte scientifiche.

3. Blog e Siti Web

Esistono numerosi blog e siti web dedicati alla dieta chetogenica. Alcuni dei più popolari includono:

KetoConnect: Un sito ricco di ricette, consigli e recensioni di prodotti.

DietDoctor: Un portale con approfondimenti, interviste a esperti e guide pratiche sulla dieta chetogenica.

4. App e Strumenti Digitali

Diverse app come MyFitnessPal e Carb Manager possono aiutarti a tracciare i tuoi macronutrienti e a garantire che tu rimanga in chetosi. Questi strumenti sono particolarmente utili nelle prime fasi della dieta, quando si cerca di comprendere e bilanciare l'apporto di carboidrati.

5. Community e Gruppi

Come suggerito da Isabella Moro, partecipare a gruppi e community può offrire supporto e motivazione. Piattaforme come Reddit e Facebook ospitano numerose community dedicate alla dieta chetogenica, dove le persone condividono esperienze, ricette e consigli.

Conclusione del libro:

In questo libro, abbiamo esplorato la dieta chetogenica da molteplici angolazioni, dalla scienza che la sottende ai benefici pratici che offre. Abbiamo scoperto come personalizzare la dieta in base alle esigenze individuali, come integrarla nella vita quotidiana e come gestire le sfide che potrebbero emergere lungo il cammino.

Ogni capitolo ha offerto strumenti e consigli utili per navigare il percorso chetogenico con sicurezza e consapevolezza. Come Isabella Moro ha sottolineato nelle sue riflessioni finali, la dieta chetogenica va ben oltre un semplice regime alimentare; è un viaggio di scoperta e benessere personale.

Sei armato con le conoscenze e le risorse per intraprendere questo viaggio con sicurezza e successo. Ogni persona è unica, e come tale, il percorso di ognuno sarà diverso. Speriamo che questo libro ti serva come bussola, guidandoti verso una salute ottimale e un benessere duraturo.

Ti auguriamo un viaggio gratificante e una trasformazione positiva. La tua salute e il tuo benessere sono il premio più grande che puoi regalare a te stesso. Buon viaggio nel mondo della dieta chetogenica!

Se pensi che questo libro ti sia piaciuto e ti abbia aiutato ti chiedo solo di dedicare pochi secondi e lasciare una breve recensione si Amazon!

Grazie, Isabella Moro.